眼科医だけが知っている
一生視力を失わない50の習慣

平松 類

SB新書
556

はじめに

今、デジタル化が急速に進む中、その利便性と引き換えに、私たちの目にかかる負担は否が応にも増大しています。

太古の昔、人類は「遠く」を見て暮らしていました。ところが文明が発達し、都市が形成されるにつれて、人々は「遠く」よりも「近く」を見ることが多くなりました。さらにテレビ、続いてパソコンの普及によって、従来はありえなかった光の刺激を大量に、しかも近距離から受けるようになりました。

その中で目の機能は、取り巻く環境の変化に順応しきれていません。特に電子機器の普及とデジタル化においては変化のスピードが速すぎて、目の進化が追いついていないと考えられるのです。なぜそういえるのかというと、電子機器の普及と昨今のデジタル化の進行と比例して、近視になる人が世界的に増加しているからです。

「近視なんて、単に遠くが見えづらいだけ」とあなどってはいけません。近視の人は、そうでない人に比べて「白内障《はくないしょう》」「緑内障《りょくないしょう》」「網膜剝離《もうまくはくり》」「近視性黄斑症」にかかるリスクが高くなることがわかっています。

つまり、近視は「遠くが見えないだけ」の不具合ではなく、将来的には失明につながる疾病を招きかねないという非常に恐ろしいものなのです。「近視は現代病だから仕方ない」と片付けられるものではありません。

また、年を重ねるにつれて目も老化していきますが、老眼は加齢によるものだから絶対に避けられない、というわけでもありません。これもまた、ほとんどの人に知られていない事実です。

本書では、眼科医は理解しているが一般的に誤解されがちな50の習慣を凝縮しました。

科学的な裏付けのあるものを主とした、誰でも何歳からでも始められるほんの小さな習慣です。

私自身も取り入れています。何より効果を実感した人たちから引きも切らず喜びの声が届いているので、自信をもって紹介できます。「一生よく見える目」を手に入れ、失わないために、ぜひ、みなさんも今日から始めてください。

『眼科医だけが知っている
一生視力を失わない50の習慣』

もくじ

STEP1
目の老化年表
――目は、こうして悪くなっていく

STEP2

「脳」を使えば、目はよくなる
――見るだけ！ 7日間で目がよくなるトレーニング

STEP3

ぐんぐん目がよくなる生活習慣
——誰でも簡単！ 視力アップエクササイズ

STEP4

一生、イキイキとした目で過ごせる暮らし方

STEP5

よく見える目になる食べ方

STEP0

超デジタル時代、わたしたちの目があぶない！

――一生視力を失わない心得

すべての日本人の目が危険にさらされている
――目は時代の急速な変化に対応できない

人類史上最大の「超近視」時代がやってきた

パソコンにスマートフォン、タブレット。こうしたデジタル機器は、もはや私たちの生活に欠かすことのできないツールになっています。

瞬時に欲しい情報にアクセスする、SNSで世界中の人とつながる、動画を楽しむ、電子書籍を読む……などなど、その利便性によって私たちの生活はより便利に、かつ豊かになったといって異論のある人は、おそらくいないでしょう。

しかし、**この便利なツールを私たちが毎日使うことによって、いまだかつてない危機に見舞われているものがあります。それが、私たちの目なのです。**

いうまでもありませんが、目は「物を見る」ための器官です。目が物の像を捉えるには「光」が必要です。したがって一定の光量に耐えられるように、目は作られています。しかし光の刺激が過剰になると、目はダメージを受けます。

デジタル機器は「ブルーライト」と呼ばれる非常に強い光を発しています。しかも、特にスマートフォンにいえることですが、デジタル機器は顔からわずか数十cmくらいの近距離で見ることが多いですよね。

つまり、すでに当たり前になっている「デジタル機器を毎日のように使う生活」は、「目を、過剰な量かつ近距離からの光の刺激にさらしたり、ダメージを与えたりする生活」と言い換えることができるのです。

デジタル化でわたしたちの目が失明する⁉

デジタル時代において、目は、いまだかつてない危機にさらされている。**その危機の実態は何かというと、「超・近視時代」の到来です。**

実際、次ページの図に示したように、すでに世界的傾向となっている近視人口の増加は、今後も続くと予測されており、WHOも「深刻な公衆衛生上の懸念がある」として警鐘を鳴らしています。

「近視」人口は世界的に増加の一途

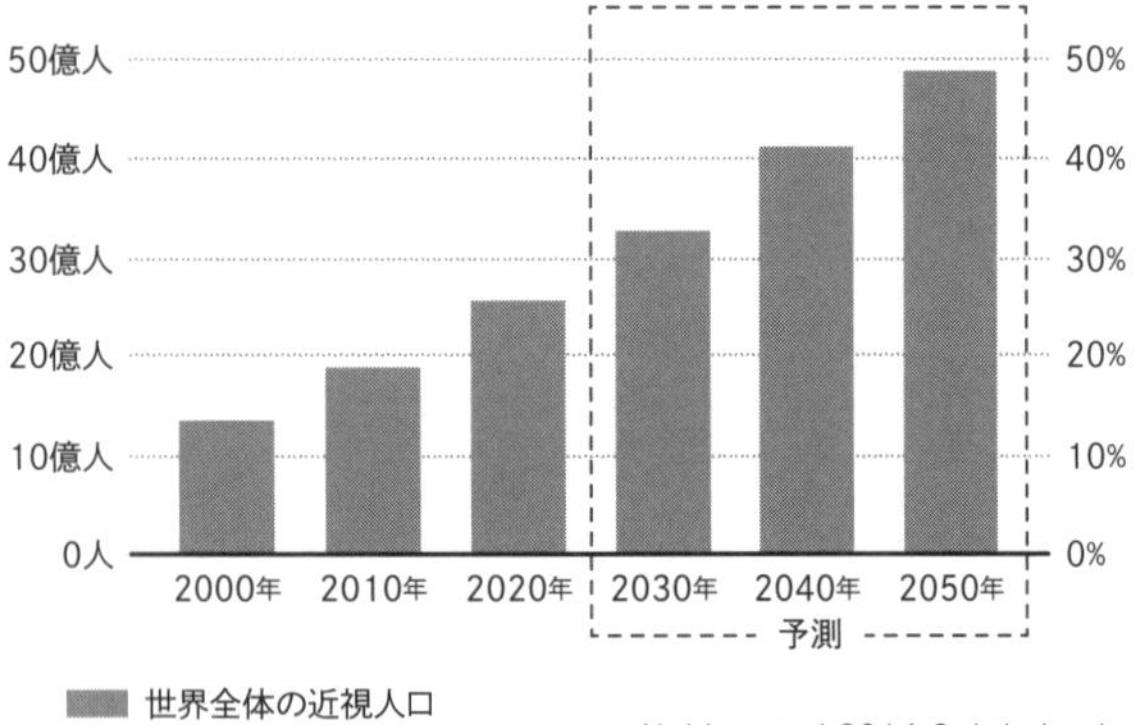

Holden et al.2016 Ophthalmology

はるか昔、狩猟採集時代には遠くばかり見ていた人類は、農耕による定住・集団生活を皮切りに、都市の発達、活版印刷の発明と書籍の普及など文明の発達によって、より「近くを見る生活」にシフトしてきました。

特に変化が加速したのは近現代です。１９６０年代にテレビが一般家庭に浸透したかと思えば、１９９０年代にはパソコンやゲーム機、そしてこの10年ではスマートフォンが普及してきました。

２０１９年の総務省統計によると、日本の各家庭のスマートフォン保有率は実に83・４％にも達しています。

古来、人類は、さまざまな環境の変化に体を適応させて生き延びてきました。

しかし、**目という器官は、ここ30～40年という短期間に、これほどまでにデジタル機器が発達、普及したという変化に追いついていません。**徐々に適応して耐えられるようになるには変化のスピードが速すぎるのです。

その結果として起こっているのが、先に触れた「近視人口の激増」というわけです。

さらには、このたびのコロナ禍を契機として取り入れられるようになったリモートワークやリモート学習が、いっそう近視の増加という目の危機に拍車をかけています。

２０２０年６月、京都市では一斉休校の終了を受け、市内の小学生に視力検査を行ないました。その結果、視力が０・７未満の子どもは、前年比で６％増の23％だったといいます。

一斉検査によって明らかになったのが子どもだったというだけで、おそらく大人にも同様の傾向が見られると考えられます。**スマートフォンの多用による「スマホ老眼」に加えて、リモートワークによる「リモート老眼」の進行も加速していることは想像に難くありません。**

現代人の生活で、目の構造が変形する

近視の恐ろしい結末

ところでみなさんは、目に何が起こると近視になると思いますか？

色々な説が存在しますが、近視の発生メカニズムはまだ完全には解明されていません。なかでも有力な説の1つとなっているのは、目のピント調節機能にラグが生じている、ずれているという**「調節ラグ説」**です。

近くにはピントが合いやすく、遠くにはピントが合いづらくなっている。だから「近くが見えて、遠くが見えない」ということですね。

では、なぜ目のピント調節機能にラグが生じるのか。その原因が、**「眼軸」**といわれる目の直径が伸びることなのです。

目のピント調節は、**「毛様体筋《もうようたいきん》」**という筋肉が担っています。

近くで見る習慣が、健康な目の構造自体を変えてしまう

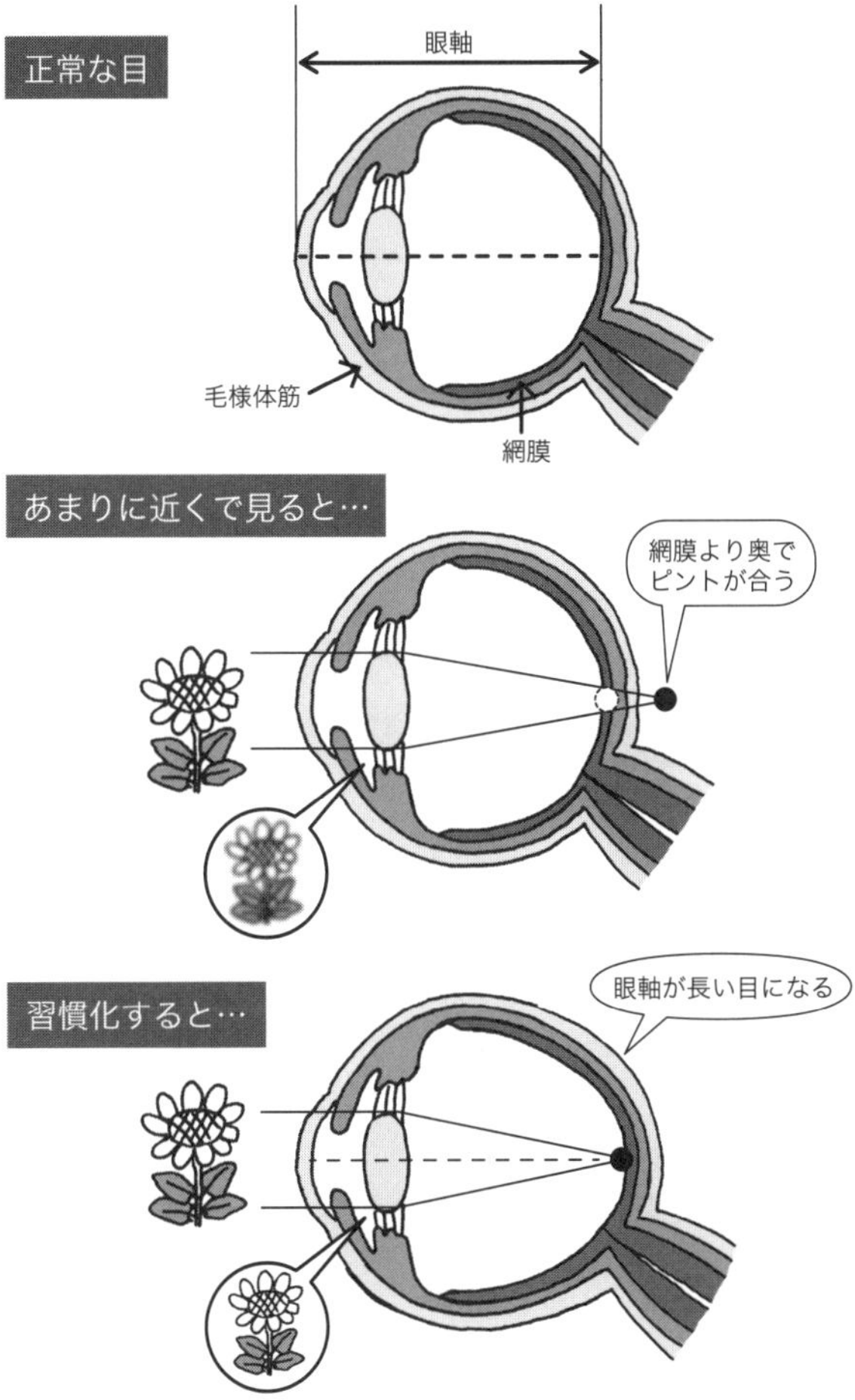
正常な目
眼軸
毛様体筋
網膜
あまりに近くで見ると…
網膜より奥でピントが合う
習慣化すると…
眼軸が長い目になる

近くを見るときは毛様体筋がギュッと収縮します。

すると、**「水晶体」**と呼ばれる目のレンズが分厚くなり、目の奥にある「網膜」上でピントが合います。網膜は映画のスクリーンのようなもので、この上でピントが合うと物がはっきり見えるという仕組みになっています。

ところが、あまりにも近くを見ようとすると、毛様体筋が収縮して水晶体を分厚くしても、網膜よりも奥でピントが合ってしまい、網膜上に映し出される物の像はぼやけます。

習慣化すると、眼球の形が変わってしまう

これがたまのことならば、大して支障はないでしょう。**しかし現代人は、近すぎて焦点が合いづらいほどの近距離で物を見ることが非常に多い。そこで起こるのが、「眼軸が伸びる」という現象です。**

近くを見るという「機能」が追いつかないために、そもそもの「目の構造（形）」が変わってしまうわけです。

眼軸は通常、24㎜くらいなのですが、これが26～27㎜に伸びると、本来はピントが合いづらかった近距離でも見やすくなります。

その代わり、遠くを見るときには、網膜よりも手前でピントが合ってしまうようになるため、ぼやけるようになります。

これが「近くが見えて、遠くは見えない」近視であると説明できるのです。このように眼軸が伸びることで起こる近視を、医学的には「軸性近視」と呼びます。恐ろしいことに、一度伸びてしまった眼軸は元に戻ることはありません。

近視は万病のもと

「たかが近視」と侮るなかれ――肩こり、頭痛、疲労……は目が原因

「近視は遠くが見えないだけでしょう？」「眼鏡をかければいいのでは？」と思ったかもしれませんが、それだけでは済まされません。

近視になる環境は、「部屋に閉じこもること」「過剰に近距離で物を見ること」です。こうした環境下で**目に負担がかかることが、慢性的な肩こり、頭痛、倦怠感、不眠といった不定愁訴の原因となることも多いのです。**

ひどい頭痛で脳外科医にまで駆け込んだ患者さんが、目のケアを習慣化しただけですっかりよくなってしまったという例も珍しくありません。

また、目は自律神経の働きにも関係しています。

明るい光の刺激は、興奮を司る交感神経を優位に働かせます。ですから、本来ならば鎮静を司る副交感神経を優位に働かせたいタイミング、たとえば就寝前などにスマホなどから明るい光の刺激が入ると、自律神経のバランスが狂ってしまいます。

すると神経がたかぶることでなかなか寝付けなくなり、それが毎日のように積み重なると不眠につながります。こうした自律神経の乱れ、生活リズムの乱れは、メンタル不調の原因にもなりかねません。

あまり結びつけて考えられていないようですが、目の健康をないがしろにすると、心身の健康も損なわれやすくなるというわけです。

近視で失明リスクが高まる

また、**近視の人は、近視でない人に比べて「白内障」「緑内障」「網膜剥離（眼球の内側にある膜・網膜が剥がれて、視力が下がる）」「近視性黄斑症（黄斑の網膜に隙間ができたり、網膜が剥がれたりして視力が下がる）」になるリスクが高いことがわかっています。**

ある研究論文によると、これらの目の病気にかかるリスクの高さは、次のように近視の程度によって違います。[1]

- 緑内障――軽度（0〜−3）の近視で1・59倍
  中等度以上（−3〜−6以下）の近視で2・92倍

近視はあらゆる病の原因

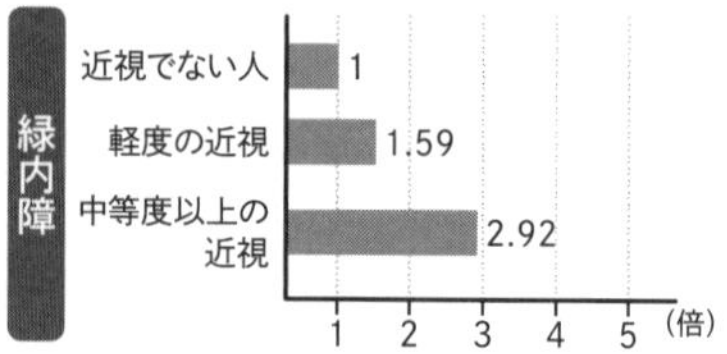

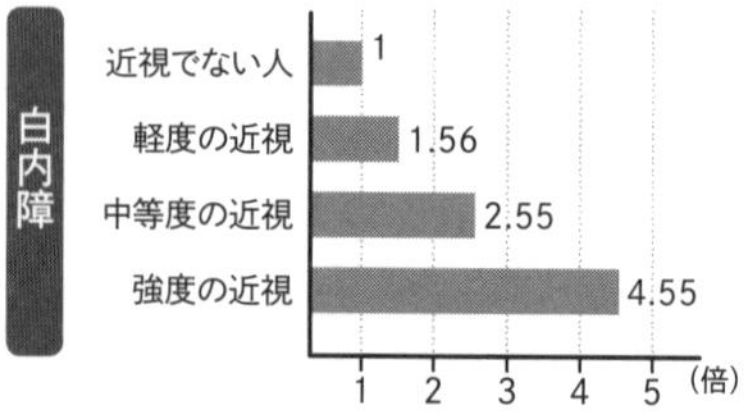

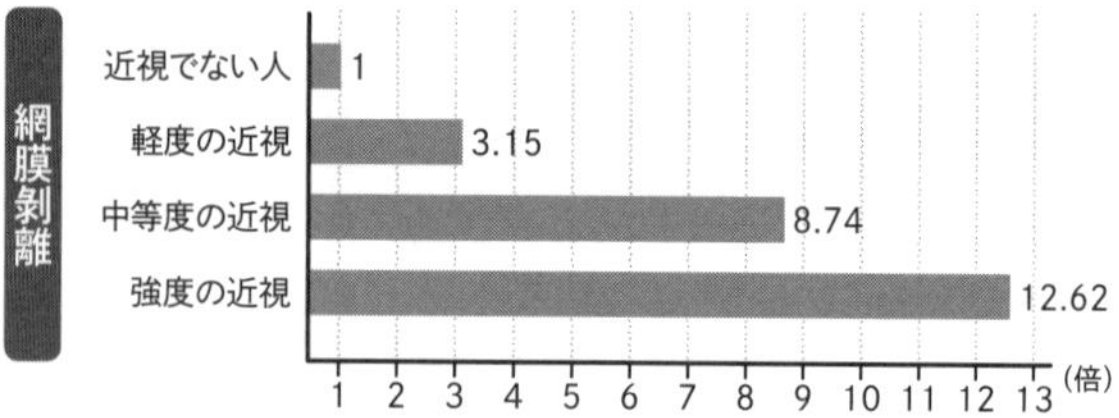

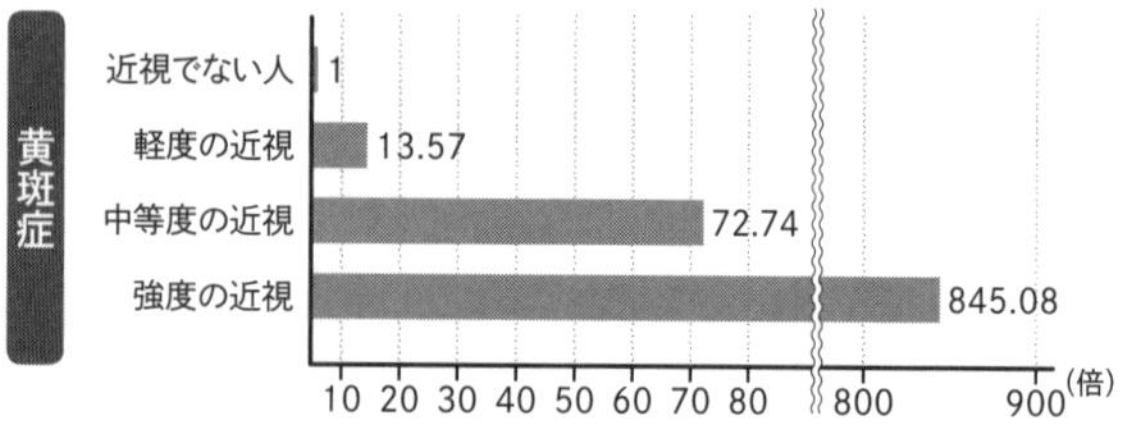

- 白内障――軽度（0〜−3）の近視で1・56倍
　中等度（−3〜−6）の近視で2・55倍
　強度（−6以下）の近視で4・55倍
- 網膜剥離――軽度（0〜−3）の近視で3・15倍
　中等度（−3〜−6）の近視で8・74倍
　強度（−6以下）の近視で12・62倍
- 黄斑症（近視性）――軽度（0〜−3）の近視で13・57倍
　中等度（−3〜−6）の近視で72・74倍
　強度（−6以下）の近視で845・08倍

いずれも失明の可能性もある深刻な目の病気です。そう考えると、「近視は、ただ遠くが見えないだけ」「眼鏡をかければいい」とは到底思えないでしょう。

STEP1

目の老化年表

——目は、こうして悪くなっていく

老眼は、実は10代から始まっている！

老眼は老人だけのものじゃない

年齢を重ねると目が悪くなってきます。いわゆる「老眼」が始まるというのは周知のことですが、老眼が始まる年齢については、一般の方と専門家とで少し認識に食い違いがあるようです。

あなたは「老眼」という字面から、50代や60代以降の症状だと思っていませんか？　**生まれた直後からずっと使ってきた目の老化、つまり「加齢による視力低下」は、実は40代から始まります。突然ではなく徐々に近くの物が見えづらくなるため、老眼は、自覚できないレベルでは10代から始まるといってもいいでしょう。**

耳が遠くなる、足腰が衰えるなど、体に現れる老化現象はさまざまです。

耳が悪くなれば補聴器を使い、歩行が困難になったら杖や車椅子を使い……と、道具の助けを借りて日常生活を保ちます。

目においても同様です。99・9％の人が老眼になる。しかも目は、体の中でもっとも早く加齢による衰えが現れ、道具に頼る必要が生じる器官なのです。

さて、多くは40代半ばに実感し始める老眼は、年齢とともに進んでいきますが、70歳を超えるあたりで進行が鈍化します。したがって、老眼とは40代から70代で自覚症状が発生する目の不調といっていいでしょう。

白内障は50代から

加齢によってだんだんと目に現れる症状は老眼だけではありません。

老眼と並んで、ほぼすべての人に起こるのが白内障です。白内障も「高齢者のもの」というイメージがあるかもしれませんが、実は50代の37～54％が発症します。発症率は年齢が上がるにつれて高くなり、60代では66～83％、つまりは7～8割ほどが白内障になります。70代では84～97％とほぼ9割が、80歳以上で99・9％となっています。[2]

ただし、この発症率には「わずかに白内障」という人も含まれており、手術が必要なほどの白内障に限ると、50代で10～13％、60代で26～33％、70代で51～60％、80代以上で67～83％ほどといわれています。

つまり、手術が必要になるほどの症状を実感する白内障は、60～80代での発症がほとんどといえます。

老眼を40代で実感し始め、70代で落ち着いてきたかなというところで、入れ替わるようにして生じるのが白内障ということです。「高齢者の目の症状」というイメージが強いのも、そのあたりに理由があるのかもしれません。

40代で発症率が上がる緑内障

他方、日本人の失明原因1位の緑内障は、割合にして20人に1人と、老眼や白内障ほど発症率は高くありません。とはいえ40代から徐々に発症率が高くなり、70代では10％になることから、やはり加齢とともに目に現れやすくなる症状といえます。

加齢とともに視野が狭まる

視力低下だけではなく、見える範囲も狭くなる

もう１つ、加齢現象として挙げておかなくてはいけないのは「有効視野の減退」です。有効視野とは、「自然に見えている範囲」のこと。有効視野が狭くなると障害物などが目に入らなくなり、ケガや事故が起こりやすくなります。

誰もが年齢とともに何かにぶつかりやすくなったり、つまずきやすくなったりします。これは瞬発力や足腰の衰えだけでなく、そもそも障害物や段差が「目に入っていない」というのも原因なのです。緑内障を除けば、老眼も白内障も有効視野の減退も老化現象であり、私たちのほぼ全員が発症します。

では、諦めるしかないのかといったら、そんなことはありません。年々、移り変わる目の状態に合わせて対処していけば、老化を完全に食い止めることはできなくて

60歳〜	「老眼鏡がないと日常生活が辛い……」	60歳を過ぎると、日常生活の中で手先を使う作業や、手元の小さな文字を判読することが困難になってくる。若いころ視力がよかった人は、特に自分が老眼鏡を使わねばならない、となったときに拒否反応を強く示す傾向に。
70歳〜	ほとんどの人が白内障に！	50代から徐々に発生リスクが高まってきた白内障が、70歳を超えると全体の84〜97%とほぼすべての人が発症。
80歳〜	99.9%の確立で白内障を発症	加齢によって、目の水晶体の白濁化は避けられないもの。症状が出ても手術をする人もいれば、手術せずにそのまま過ごす人も存在する。

目の老化年表

40歳〜	「手元が見えにくくなってきた！」 ——老眼は、ほぼすべての人が通る道	老眼という字面から、50代以上になってから現れる症状と思っている人は多い。でも、自覚症状として老眼が現れるのは、じつは40代（自覚症状がないレベルでは10代）から。手元がかすんで見えにくくなるのが代表的な症状。
	見える範囲（有効視野）がだんだん狭くなってきた？ ——それ、緑内障かも？	緑内障とは、視覚で得た情報を脳に伝達する器官・視神経に障害が発生し、視野が狭くなる病気。40代で発生率が急上昇し、治療が遅れると失明する危険性もある。
50歳〜	「最近、太陽がやたらとまぶしく感じる……」 ——白内障を発症する人も	目の中でカメラのレンズのような機能を果たす「水晶体」が加齢に伴って白く濁り、視力が低下するのが「白内障」。一般的には老人がかかる病気というイメージがあるが、実は50代の37〜54％が発症する。

も、本書でご紹介していく視力を失わないための簡単なトレーニングを日常生活に取り入れることで、QOL（日常生活の質）を保つことは可能なのです。

最低限、知っておきたい目の仕組み

ところで、みなさんは、そもそも目がどうやって物を映しているのかご存じでしょうか？

ざっくりと目の仕組みをわかっておくと、どのように不調が起こるのかも理解しやすくなり、次章から具体的にご紹介していく視力回復法も「やってみよう」と思えるはずです。

ここで目の仕組みを簡単に説明しておきましょう。

目の機能は、カメラによく似ています。

外界の光によって、視覚情報を最初に捉えるのは目の表面にある「角膜」です。

目はカメラのようなもの

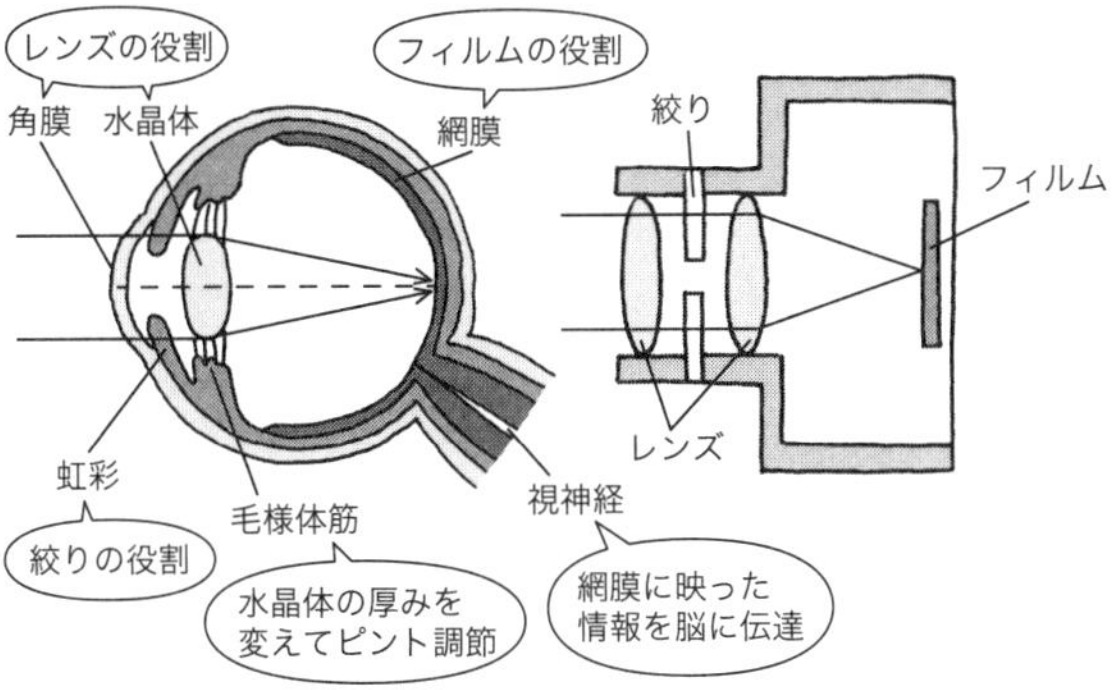

そこでカメラのレンズのような役割を果たすのが、角膜の後ろにある「水晶体」です。カメラの場合は絞りを調整してピントを合わせますが、目で、その役割を果たしているのは「毛様体筋」という筋肉です。

まさにカメラの「絞り」のように、近くを見るときには毛様体筋が収縮し、遠くを見るときには毛様体筋が弛緩します。この収縮と弛緩によって水晶体の厚みが変わることで、私たちは目に映る物の像をくっきりと捉えられるのです。

この基本的な「見える」仕組みや、眼球そのものに何らかの支障が生じると、視力が落ちるなどの不具合が現れます。

遠くが見えない近視、近くが見えない遠視

近視は「近くは見えるが遠くが見えない」（近くの物にはピントを合わせられるが、遠くの物にはピントを合わせにくい）という症状。遠視は「遠くは見えるが近くが見えない」（遠くの物にはピントを合わせられるが、近くの物にはピントを合わせにくい）という症状です。もちろん例外もあり、近視や遠視だがどっちも見えるという人もいますが、それは度数が弱い場合です。また遠視が強すぎる場合は遠くも近くも見えなくなるという事もあります。

近視の原因は目の奥行き（眼軸）が長くなることや、角膜や水晶体の屈折力が強くなりすぎることです。遠視の原因は、目の奥行き（眼軸）が短くなることです。

しかし、これだけおなじみの目の不調であるにもかかわらず、なぜ眼軸が長くなったり短くなったり、角膜や水晶体の屈折力が強くなりすぎたりするのか、その仕組み

正視、近視、遠視とは?

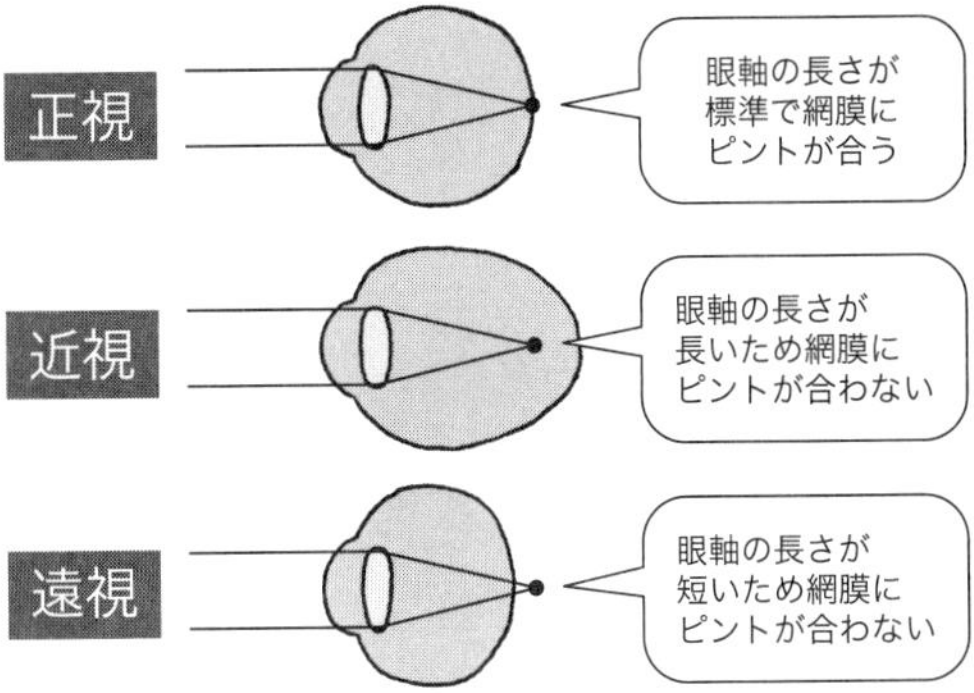
正視
眼軸の長さが標準で網膜にピントが合う
近視
眼軸の長さが長いため網膜にピントが合わない
遠視
眼軸の長さが短いため網膜にピントが合わない

はまだ、はっきりとは解明されていません。

よくいわれる「目が悪い」というのは、たいていは近視を指しており、遠視は遠くが見えるがゆえに「目がいい」とすら思われがちです。でも、どちらも「目が悪い」といえるのです。

近視、老眼、遠視のここがこわい

遠視で高まる病気リスク

本書の25ページで、近視によって緑内障、白内障、網膜剥離、近視性黄斑症の罹患リスクが高まるとお話ししました。

一方、遠視にも罹患リスクの高い目の病気があります。通常は10〜20㎜Hg程度の眼圧が急激に40〜50㎜Hgに上がる「閉塞隅角緑内障」という病気です。これは特に中年以降に多く見られます。

10〜20㎜Hgの眼圧が急に40や50㎜Hgに上がるといっても、いまひとつピンとこない人のほうが多いかもしれません。では、血圧が急激に400〜500㎜Hgに上がるといったらどうでしょうか。かなり深刻な状態であることが想像できるかと思います。

閉塞隅角緑内障になると、目に強い圧痛が生じます。吐き気が生じ、実際に嘔吐《おうと》することもあります。救急車を呼びたくなるほどの強い頭痛に襲われることもよくあります。

こうした症状から、多くの場合は脳神経外科の範疇《はんちゅう》と判断され、ＭＲＩ検査などを受けることになります。そこで「脳には異常なし」となってから、初めて「そういえば、目が見えない」と気づいて眼科にかかるというケースが多いのです。

乱視は「眼球の歪み」から

乱視は、眼球にわずかな歪みがあるために「物が歪んで見える」という状態です。

近視や遠視のようにピントを合わせる機能ではなく、眼球の構造的問題ゆえに起こる症状で「ピントの合い方」に問題があるといっていいでしょう。

とはいえ、よく「私は乱視がある」「私は近視だが乱視はない」などといいますが、完璧な形の眼球を持つ人はきわめて稀です。厳密に調べれば、誰の眼球にも多少の歪みがあります。「物が歪んで見える」と実感するかどうかが違うだけで、実は誰もが「乱視あり」なのです。

老眼は誰もが避けて通れない道

老眼（専門的には老視）は、水晶体と毛様体筋による目のピント調整能力が落ち、結果として物が見えづらくなる状態です。

「老」とつくように、老眼は主に加齢によって起こるものですが、なかには30代からピント調整能力が低下し始め、早くも老眼と呼ぶべき状態になる方もいます。他方で、年齢的には高齢者になってもなお、目のピント調整能力が低下しない方もいます。

老眼は加齢が主原因であり、ほとんど全員がいつかは老眼になる。ただしピント調整能力の低下スピードは、必ずしも年齢には比例しない。それが老眼であると覚えておいてください。

老眼の自覚症状は、元々の視力次第

老眼が始まると、実感として何が変わるのかというのは、若いうちの視力によって人それぞれ異なります。

たとえば、「近視・遠視がない正視の人」の場合。

■20～30代は、近くも遠くも見える

■40～50代になると、遠くは見えるが近くが見えなくなってくる

ここで初めて、近くを見るための眼鏡（老眼鏡）が必要になります。老眼鏡を使わないと、手元の物を顔からグーッと離して見るという、あのおなじみのポーズで物を見ることになります。

次に、「遠視の人」の場合。

■遠視が始まった20～30代は、遠くは見えるが近くが見えない

■40～50代になると、遠くは見えるが、ますます近くが見えなくなってくる

遠視の人はもともと近くが見えません。老眼が始まると、手元を見るときにいっそうピント調節能力を使わなければいけないため、近視の人よりも早めに老眼鏡を使う

場面が増えます。

俗に「遠視の人は老眼が早い」などといわれますが、これは誤りです。

老眼が始まる時期は生活習慣も含めて個人差があり、遠視か近視か、あるいは正視かによっては変わりません。ただ、遠くよりも近くを見ることのほうが多い社会では、老眼が始まった遠視の人のほうが、近視の人よりも「老眼鏡を使う場面が多い」だけなのです。

次に、「近視の人」の場合。

■近視が始まってから20～30代までは、近くは見えるが遠くが見えない
■40～50代になっても近くは見えるが遠くが見えない

近視の人は正視や遠視の人と違って、老眼が始まっても「近くは見える」のです。若いうちからずっと「近くは見えるが、遠くが見えない」という状態だったため、老

眼が始まってもあまり自覚症状はありません。
「近視の人は老眼にならない」などという俗説が伝わっているのは、おそらくこれが理由でしょう。

ではもう1つ、「近視用の眼鏡(遠くが見える眼鏡)を使っている人」の場合はどうでしょうか。

■近視が始まってから20~30代までは、眼鏡のおかげで近くも遠くも見える
■40~50代になると、今までの眼鏡のままでは、遠くは見えるが近くが見えなくなってくる(ただし、眼鏡を外せば手元は見える)

近視用の眼鏡は、遠くが見えづらくなっている目を矯正するためのものです。そこに老眼が加わると、手元を見るには眼鏡を外さなければいけなくなるため、老眼鏡と近視用眼鏡を使い分けるか、遠近両用眼鏡が必要になります。

このように、**若いうちの目の状態によって違いますが、「近くか遠くかのどちらか」は見えていて、「近くか遠くかのどちらか」は見えなくなる、というのが老眼なのです。**

ちょっと複雑だったかもしれませんね。

まず、老眼とは、目のピント調整機能が落ちるという症状です。

これは、具体的にどういうことかというと、「見える範囲が狭くなる」ということです。

たとえば5m先から30㎝手前まで見えていたものが5mから1mしか見えなくなる、というように「見える幅」が狭くなります。極端になると、ある一点に近いぐらい狭い範囲しか眼鏡なしでは見えなくなるのです。

「老眼始まったかも？」と思ったら、最初にすべきこと

目は老化現象が一番出やすい器官

目は、体の中でもっとも早く老化現象が現れる器官です。そのせいなのか、「自分は若いから、老眼になるのはまだ先のはず」と、老眼の兆候を認めたがらない人は多いようです。

私の病院でも、決して少なくない患者さんが「老眼」との診断に驚き、老眼が始まったと認めたくないあまり、何も対処したくないと訴えてこられます。しかし、これは逆効果であるといわねばなりません。

目の機能をフル活用する

近視、遠視、乱視は、目の状態に合った眼鏡を使わないと悪化します。老眼も同じです。「加齢によって目のピント調整機能が落ちてきた」という目の状態に合わせた

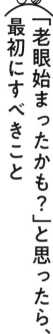

眼鏡を使うことで、目の機能を十分に活用することができます。

では、どんな眼鏡を使ったらいいでしょうか。「老眼というからには、老眼鏡では？」と思ったかもしれませんが、**正確には、早めに「遠近両用眼鏡」（もしくは遠近両用コンタクトレンズ）を使い始めることをおすすめします。**

なぜ「早め」がいいかというと、老眼がかなり進んでから急に度の強い遠近両用眼鏡を使い始めると、慣れるまでが大変だからです。

老眼鏡とは、加齢によって近くの物にピントが合いづらくなった目をサポートする眼鏡です。新聞や本を読んだり、手元で細かい作業をしたりする際に使います。

一方の「遠近両用眼鏡」とは、その名のとおり、近くの物にピントを合わせるレンズと、遠くの物にピントを合わせるレンズが1枚になっている眼鏡です。現在市場に出ているものは、以前のものと比べてかなり性能がよくなっています。

遠近両用眼鏡ならば、遠くを見たり手元を見たりというのが自然にでき、いちいち眼鏡をかけかえる面倒がありません。傍目《はため》にも普通の眼鏡と変わりませんから、老眼と知られたくない人にもおすすめです。

ところで、「もともと遠くが見えている人は、遠近両用眼鏡はいらないのでは？」と思うかもしれません。たしかに遠視の人には遠くを見るための眼鏡は必要ありませんが、遠く用を素通しにしても遠近にすればかけ外しがいらないので便利なのです。

視力がよくても目がいいとは限らない

目の病気は他人事じゃない

世の中の多くの人が陥っている誤解に、「視力がいいから、私の目は健康」というものがあります。

視力の高さは、実は目の健康にあまり関係がありません。

たとえば、ウサイン・ボルト選手が１００ｍを9秒台で走れるからといって、いっさい病気にならないわけではありませんよね。健康管理を怠れば、いくら驚異的な身体能力を持つ人でも病気にかかります。

「視力1・0」だったのに失明寸前に!

視力の高さも同じです。「どれだけ遠くが見えるか」という視力は、いってみれば「100mを何秒で走れるか」と同様、身体能力の1つなのです。

ですから、**たとえ2・0の視力がある人でも、目のケアを怠れば目の病気になり、悪くすれば失明しかねません。要は「視力がいいから、健康」とはいえない。**もっといえば失明する直前まで1・0ほどは見えていた、というケースも多く見られます。

日本人の失明原因1位の緑内障、2位の糖尿病網膜症、3位の網膜色素変性、4位の加齢黄斑変性（加齢によって黄斑に老廃物が溜まりやすくなり、視力が落ちる病気）は、すべて徐々に目の健康は失われていきますが、その間、実はあまり視力は落ちません。末期に近くなってから、急激に視力が落ちるのです。

恐ろしい目の病気

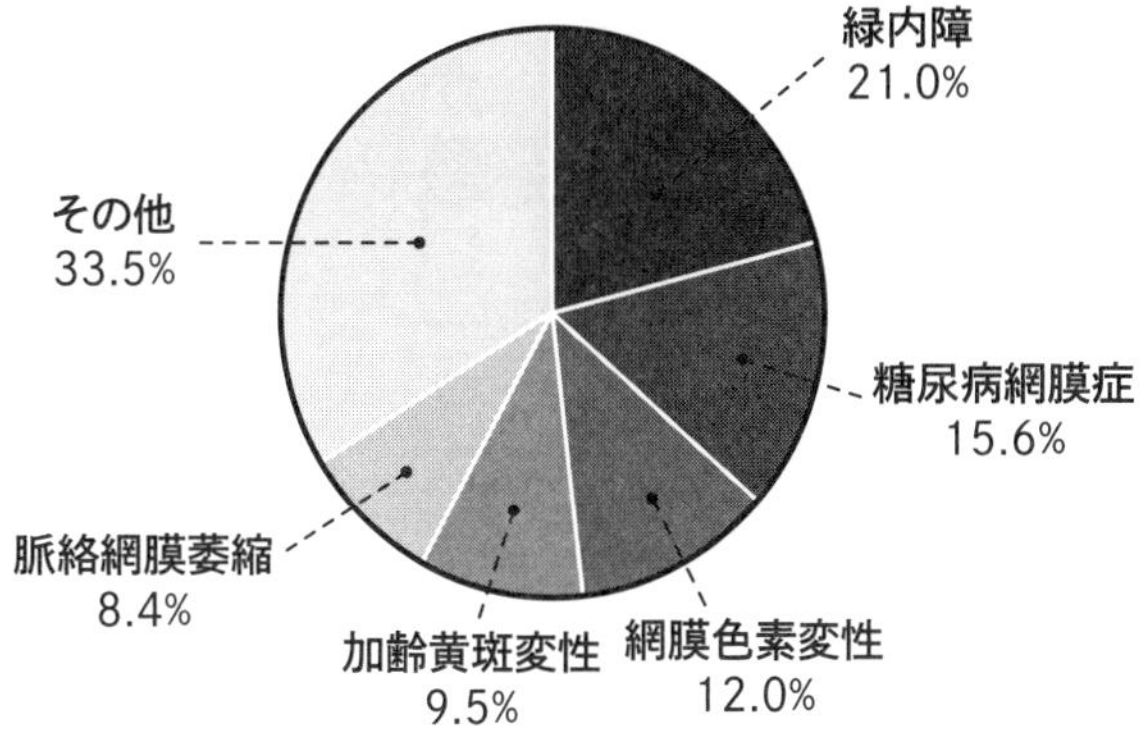

日本眼科学会雑誌　2014年

私の患者さんの実例をご紹介します。その方は視力が1・0あるから問題ないと思っており、眼底カメラ検査も受けていませんでした。目には自信があるから、追加料金を出してまで検査を受けることはないと思っていたようです。

あるとき、その患者さんが「急激に視力が落ちてきた」と言ってきました。調べてみると、やはり極端に視力が落ちていました。診断結果は、かなり進行した緑内障だったのです。

このように、無自覚のうちに緑内障になり、高かった視力が気づけば0・3、0・1、0・0いくつと、みるみる下がっていくケースが多いのです。
その患者さんは、何とか失明は免れましたが、かつてのような日常生活は送れなくなってしまいました。

「目が悪い」3大要因

「視野の狭まり」「実用視力の低下」「スマホ老眼」

もし、視力検査で視力は高いといわれたけれども、「見えづらい」と感じているとしたら、疑うべきは「視野の狭まり」「実用視力の低下」「調整機能不全（いわゆるスマホ老眼）」です。

視力検査というと、みなさんがパッと思い浮かぶのは、片目を隠し、徐々に小さくなっていく「黒いC」（ランドルト環）の開いている側を答えたり、ひらがなの文字を読み上げたりするものかもしれませんね。

でも、眼科で行なわれる検査は視力検査だけではありません。

「まっすぐ見たまま、どれくらいの範囲が見えるのか」を測る視野検査、視力を何度も細かく調べて「視力を維持できるか」を測る実用視力検査、さらには気球や草原の絵を映し出し、それをぼやけさせて「ピントの調節能力」を測る検査もあります。

通常、眼科で行なわれる視力検査では、「像の真ん中がどのくらい見えているのか？」を測定します。真ん中がよく見えていれば「視力は高い」という診断になります。ところが、緑内障や網膜色素変性など視野が欠ける病気では、真ん中はしっかり見えているのに、周辺はよく見えていません。

つまり、**真ん中はよく見えているから視力は「1・0」などと高く出ますが、実生活では歩くのに苦労したり、視覚障害者用の白い杖が必要だったりする場合があるのです。**これが、視力は高いけれど「見えづらい」と感じる1つめの原因、「視野の狭まり」です。

視力は自分のコンディション次第で変わる

また、「どれくらいよく見えるのか」というのは常に一定ではありません。視力検査では1・0という結果でも、ある時点では0・8、また別のある時点では0・7というように、1日の中の時間帯や目の使い方によって視力は変化します。

このように、**視力検査のときでなく、日常生活の中でどれくらい見えているのかを「実用視力」と呼びます。**

たとえば、目を保護している涙が乾きやすいドライアイの人や、スマートフォンやパソコンをずっと見ている人は、検査結果の視力よりも実用視力が低くなっている可能性があります。

これが、視力検査結果では視力は高いけれど「見えづらい」と感じる2つめの原因、「実用視力の低下」です。ちなみにドライアイかどうかは、簡単にチェックできます。まばたきを12・4秒間、我慢できなかったら82・5%の確率でドライアイであるといえます。[3]

こうした話からも、「視力が高い」＝「目が健康」ではない、ということがおわかりいただけるかと思います。

さらに、目は近くを見るときには近くにピントを合わせ、遠くを見るときには遠くにピントを合わせるというように常に調整しています。これがうまくできなくなっているというのが、視力検査では視力が高いと出ても、「見えづらい」と感じる3つめの原因、「調整機能不全」です。

「スマホ老眼」と呼ばれていることからもわかるように、調整機能不全の一大要因と考えられているのはスマートフォンです。手元が見にくくなるなどの特徴がありますが、症状の程度はさまざまであり、無自覚な人も多いようです。「そういえば何となく見えづらい」というくらい、ぼんやりとした目の不調です。

この調整機能を測る検査を行なっている眼科もあります。自分で簡単にチェックするには、しばらく手元を見てからパッと遠くを見て、しばらく遠くを見てからパッと手元を見る、という動作をやってみてください。

瞬時にピントが合わなかったら、調整能力が下がっている可能性があります。

近視、老眼、遠視は、超簡単セルフケアで防げる！

目の健康は人生の質を上げる

ここまでご紹介してきた目の病気は、命に関わる病気ではありません。でも、**目の病気をいかに予防するか、あるいは加齢による老眼の進行スピードをいかに遅らせるかで、その後の人生の質は大きく左右されます。**

今、当たり前のように目に映っている風景が見えなくなると想像したら、誰も目の健康を失いたくないと思うはずです。

本書では、視覚情報を処理する脳の情報処理能力に働きかける方法を中心に、生活習慣、生活・仕事環境の整え方、食習慣に至るまで、目がよくなる超簡単な方法を丸ごとご紹介していきます。

科学的根拠に基づくものを中心としたこれらの方法では、近視や遠視に対応していきます。さらには「避けがたい老化現象」として諦めるしかないと思われている老眼においても、対応できます。

誰でもできて、お金がかからない視力アップ法を厳選！

近視や遠視は「遺伝だから」、老眼は「年だから」と、いわば「仕方ないもの」として片付けられがちですが、**毎日の心がけと訓練によって、目の健康度は大きく変わるのです。**

本書でご紹介する手法は「科学的に実証されていて、なおかつどんな人でも簡単にできること」をモットーとしているので、どれも、お金も道具もほとんど必要ありません。

道具が必要になるとしても、せいぜい新たに買っていただきたいのは100円ショップの老眼鏡くらいで、あとはご家庭に普通にあるもので事足ります。時間もまったくかかりません。目の健康を維持、向上させるには、目にいい訓練法や日常習慣を継続することが一番重要です。

ぜひ、これからご紹介する方法を、目の健康、ひいては人生の質を維持、向上するために役立ててください。

STEP2

「脳」を使えば、目はよくなる

——見るだけ！ 7日間で目がよくなるトレーニング

老眼鏡はもういらない！科学的に正しい視力回復法

目から入ってきた画像情報は、脳内で電気信号として処理されます。

つまり、私たちは「目」で物を見ているのではなく、「脳」で物を見ているのです。

目は、いわば外界と脳をつなぐ窓口です。あくまでも「今、目の前にはこういうものがありますよ」という情報を脳に送る役割を果たしているだけであり、その情報をどう捉えるのかを決めるのは脳の情報処理機能です。

ですから、いくらピントが合っている画像情報でも、脳の処理機能が低ければ、物の像をくっきりと捉えることはできません。

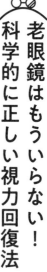

これは逆もしかりで、たとえ目から入ってきたのがピンぼけの画像情報でも、脳の処理機能が高ければ、画像情報以上にくっきりと捉えることができるはずです。

つまり、スマートフォンで撮った写真を、写真加工アプリで修正するようなもの、といったらイメージしやすいでしょうか。「カメラ」である目がぼんやりと映し出している形を、脳の情報処理機能という「アプリ」を使って、より鮮明にするということです。

極論をいえば、目の機能は低下していても、脳の補正機能が高ければ、「見える」ようになるといえるのです。

これから私が普段、おすすめしている視力回復法をご紹介していきます。すでに多くの患者さんに視力改善効果が認められているからこそ、ぜひとも、みなさんにもお試しいただければと思います。

実際にやってみた方のなかには、老眼鏡が不要になったという患者さんもいます。その方は50代の女性で、老眼が始まっていました。しかし、「老眼鏡は使いたくない」という強い思いがあり、最初のうちは老眼鏡なしでがんばっていたそうです。

しかし、それではレストランのメニューが見えないなど、生活に支障が出るようになってきた。

そんなときに拙著『1日3分見るだけでぐんぐん目がよくなる！ ガボール・アイ』と出会い、さっそく実践してみると、以前は距離を取らないと見えなくなっていたメニューが自然な距離で見られるようになったといいます。

「周囲の友人はみな老眼鏡をしているのに、自分だけ老眼鏡が必要なく、何歳も若返ったようでうれしい」と伝えてくれました。

また、ある患者さんは、裸眼で車の免許を取得できるかどうか微妙な視力だったのですが、視力回復法を行なったことで、眼鏡着用なしで自動車免許の試験に合格できたと喜んでいました。体調不良が改善したという方もいます。

ほかにも、「先生が黒板に書いた文字が以前より格段によく見えるようになった」という小学生の患者さん、「老眼鏡を使い始めていたけれど、いつの間にか必要なくなっていた」というご高齢の患者さんなど、今まで寄せられた声は、ご紹介しきれないほどたくさんあります。

眼科医の私も、毎日実践！ 効果を実感！

そして何を隠そう**私自身も、本書でご紹介する視力回復法の効果を実感している一人です。**私の姿をご覧になったことのある方はご存じかと思いますが、私は眼鏡をかけています。実は、私の目は視力０・１と非常に悪いのです。

私が従事している眼科医という仕事柄、常に細かく、しっかりはっきりと物が見えていなくてはいけない。目の手術は、ほんの１㎜どころか０・１㎜の狂いすら許されない世界です。そのような中で目の不調は、実は眼科医自身が一番避けたいものといってもいいでしょう。

すでに私と同じくらい視力の落ちている人が、これからご紹介する視力回復法によって、眼鏡が不要になるまで視力回復できるかというと、それは難しいでしょう。

では何が改善したのでしょうか？

これからご紹介する視力回復法は、脳の情報処理能力を上げることで「見える」よ

うにするものです。その手法により、私自身、物を見る能力が上がり、目を使うこと自体が楽になったと感じています。

おかげで手術が以前よりスムーズに行なえるようになり、かつ手術後の目の疲労度も減りました。

脳の情報処理能力を上げることで、まさに私が実感しているように物を見る能力が上がる、楽に物が見えるようになるなど、生活が改善するというメリットを感じていただけるかと思います。

まずは目のコンディションを把握
――基本の視力セルフチェック

本章では、脳を使った視力回復法をご紹介していきますが、**効果を把握するには、時期を変えて同じ方法で測るという定点観測が欠かせません。**

それにはまず、自分の現在地を「数値」で知っておくことが重要です。

「何となく見にくい」「何となく見やすい」という感覚で把握しているだけだと、これから色々と視力回復法を試してみた後に、どれくらい効果が出ているのか、どの方法が自分に合っているのか、わからなくなってしまうでしょう。

そこで、まずは**目のセルフチェック法**をご紹介します。

本当は眼科で検査を受けることが望ましいのですが、セルフチェックならば手間なく行なえるため、すぐに視力回復法の実践に入ることもできます。次に挙げるツールを使って、「今の目の状態」を把握しましょう。

視力には、「遠見視力」（どれくらい遠くが見えるか）と、「近見視力」（どれくらい近くが見えるか）があります。老眼が始まると近くが見えなくなるため、近見視力は、老眼の進行度の目安ともいえます。どちらも重要な指標です。

近見視力のセルフチェック法

次ページの**「近見視力表」**から30㎝離れ、片目ずつ、どれくらいまで見えるかを手元にある紙に書き出していきます。

はっきりと見えないところは、何となく見えた答えを書いてもかまいません。この場合、お手持ちの老眼鏡は使用せず、裸眼で行ってください。

ポイント

さて、どこまで見えたでしょうか。それがあなたの近見視力です。**「0.7以下」は**

30cm離れて見てみよう！ 近見視力表

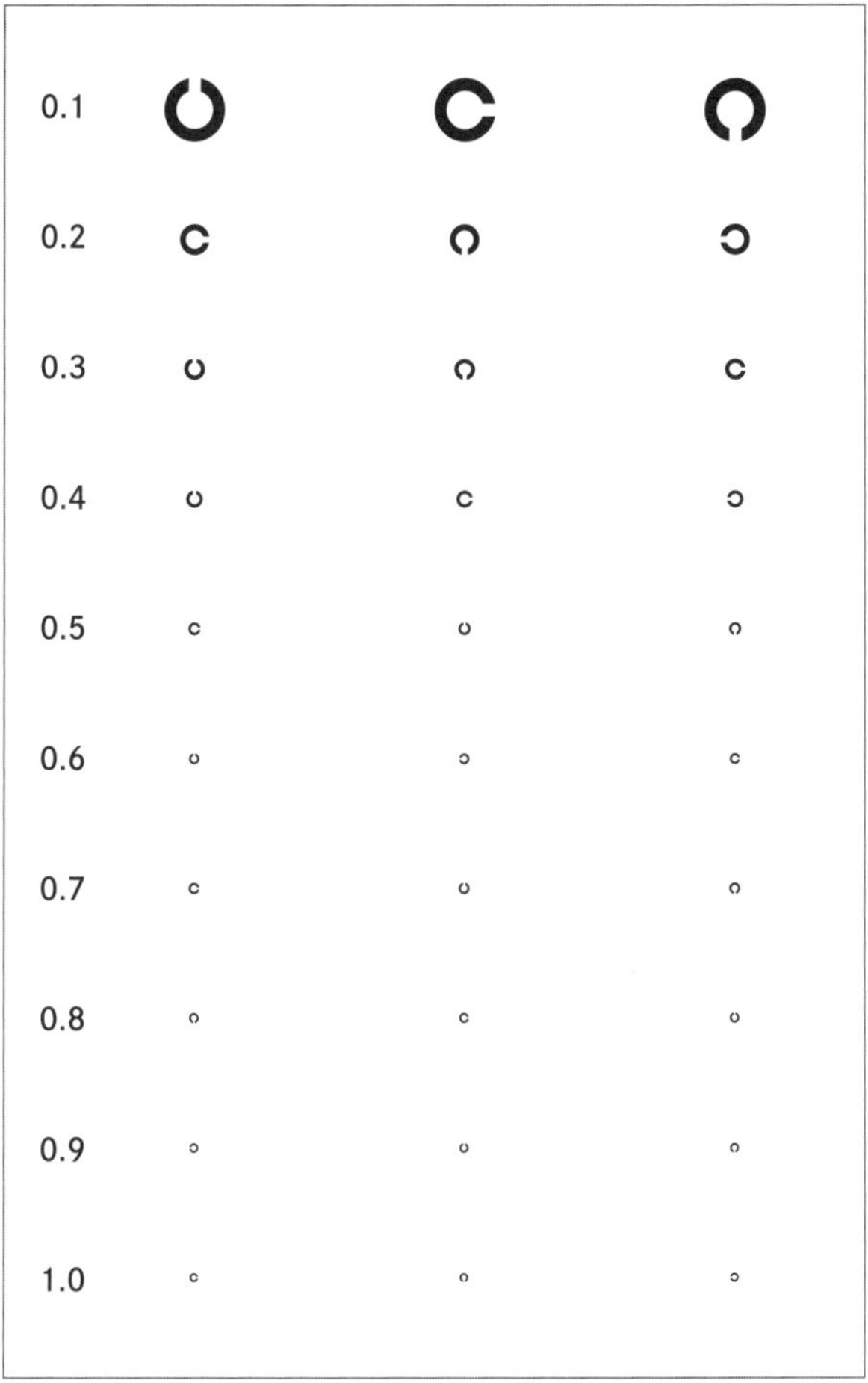

注意レベルで、「0・4以下」だと老眼と見なします。

遠見視力のセルフチェック法

次ページの**「遠見視力表」**をコピーして5m先に貼り付け、どこまで見えるかを紙にメモしていきます。近視や遠視があって、普段、眼鏡やコンタクトレンズを使用している人は、着用した状態で行なってください。一方で裸眼をチェックすることも大切ですから、眼鏡やコンタクトレンズを外した状態でも検査しておきましょう。

ポイント

眼鏡やコンタクトを使った場合は「1・0以上」が正常です。これを下回る場合、単に眼鏡やコンタクトの度が合っていないだけという可能性もありますが、何かしらの目の病気が潜んでいるかもしれません。眼科での検査をおすすめします。

5m離れて見てみよう！ 遠見視力表

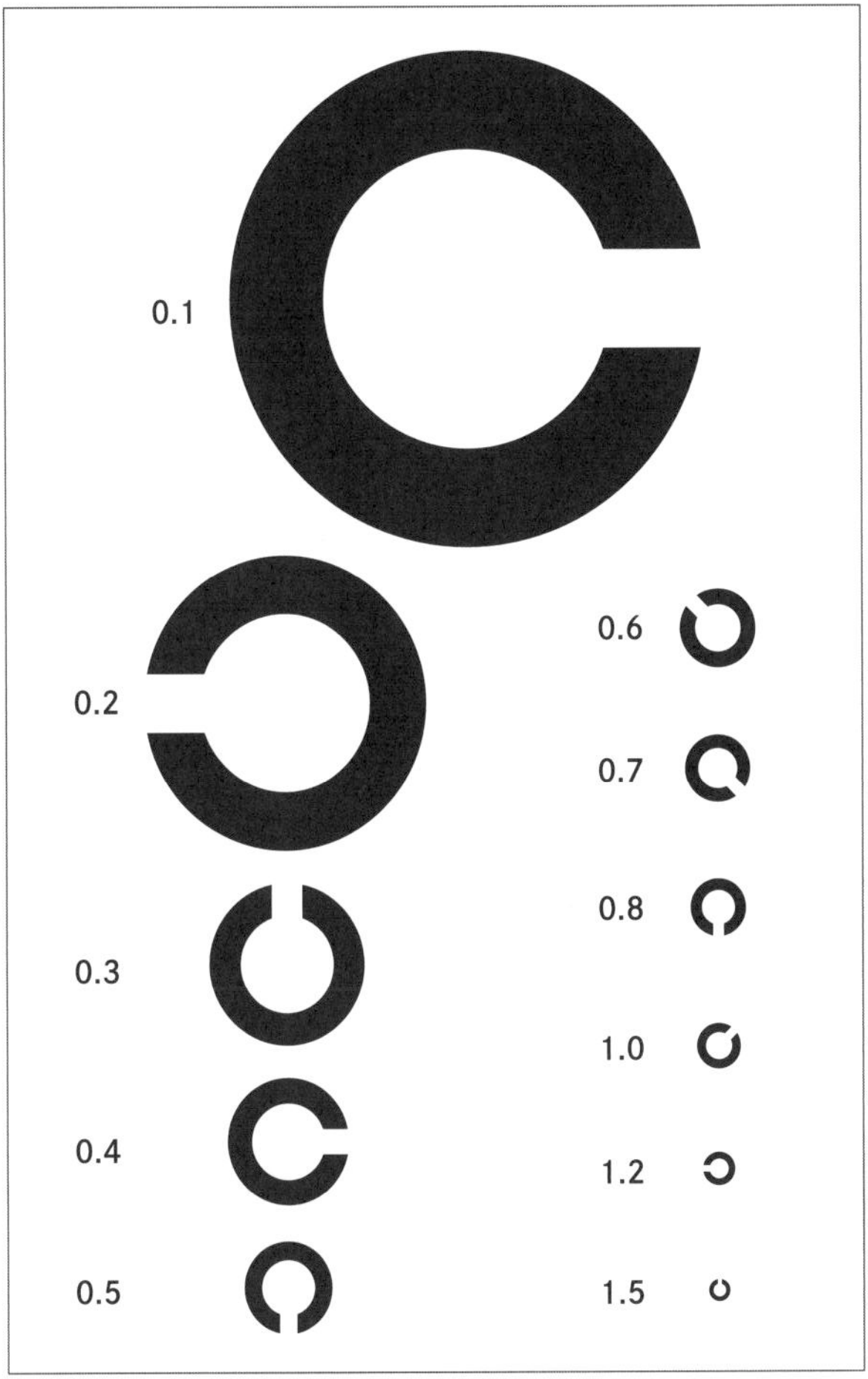

不調のサインを逃さない！「アムスラーチャート」

「アムスラーチャート」は、日本人の失明原因1位の緑内障、2位の糖尿病網膜症（黄斑浮腫）、3位の網膜色素変性、4位の加齢黄斑変性の兆候をチェックできるテストです。

視力検査と並んで重要ですから、ぜひ行なってみてください。

実践法

次ページの格子状の図（アムスラーチャート）を目から30㎝ほど離し、片目を覆って図の中心の点を見つめます。もう片方の目でも同様に行ないます。

アムスラーチャート

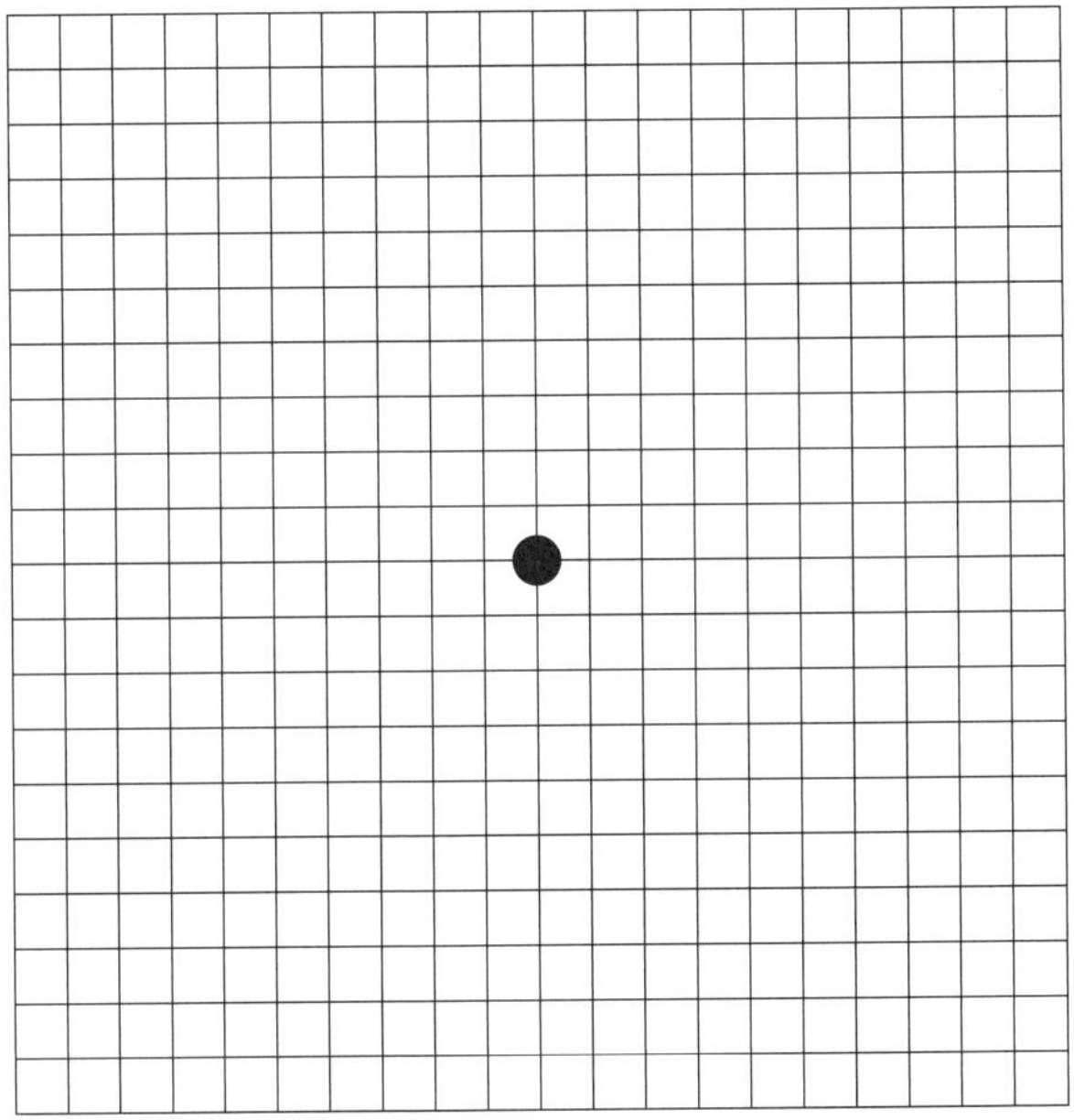

ポイント

格子の見え方に変化がなければ正常です。

もし、何度行なっても点の周りの格子が歪んで見えたり、線がぼやけて中心の点が見えなくなったりしたら、目に何らかの異常が起こっているサインです。

アムスラーチャートはあくまでも簡易的な検査ですから、もし見え方に異常があれば、眼科で詳しい検査を受けることをおすすめします。

病気の可能性がある見え方の例

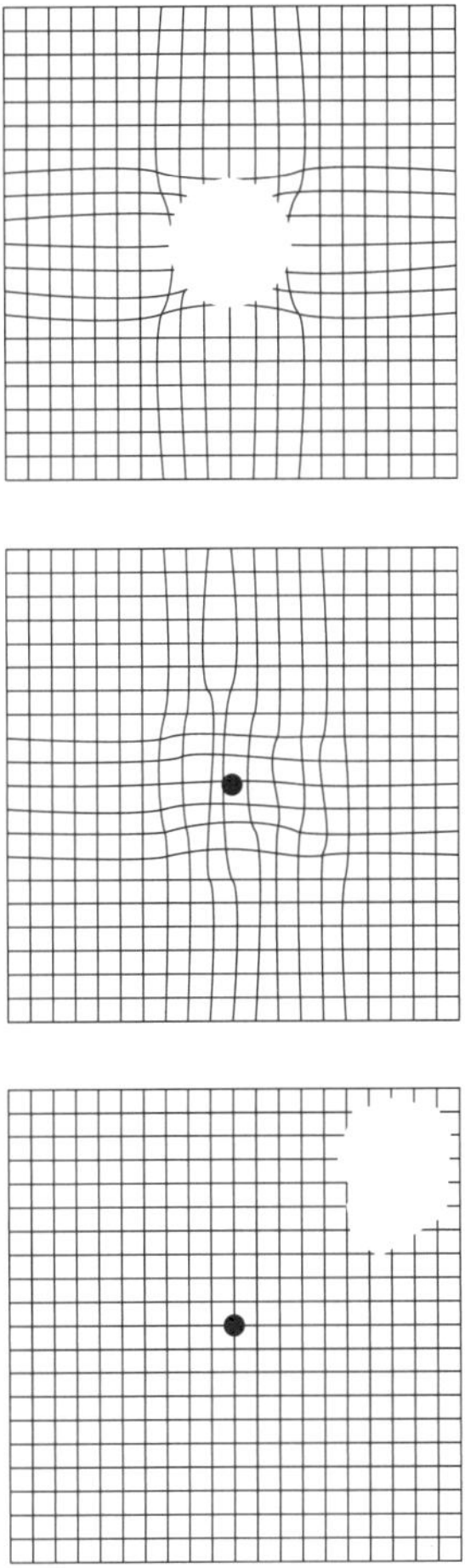

こんな病気の
可能性が！

緑内障

糖尿病

網膜症

黄斑
変性

脈絡膜
出血

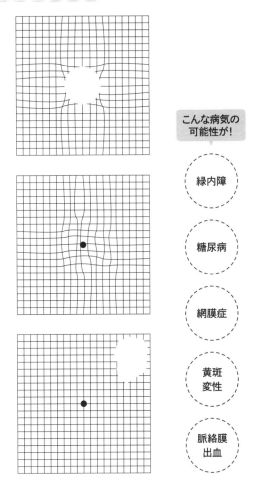

「濃淡」の判別力がわかる！ コントラストチェック

実践法

コントラスト（濃淡の差）がしっかり見えるか、というのも、自分の視力を把握する重要な目安です。

コントラストが弱くても差が見える状態を「コントラスト感度が高い」、コントラストが強くないと差が見えない状態を「コントラスト感度が低い」といいます。

ではコントラスト感度が下がると、どんな不具合が生じるのでしょうか。

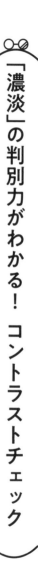

まず、色の差がわかりづらくなると、風景がのっぺりと見えてくるため「何となく見えづらい」という感覚が強くなります。

さらに困るのは、火事の原因になる場合があることです。「黒と青」というのはコントラストが弱い状態ですから、たとえば暗いキッチンで、火がついていることに気づかずにコンロに近づいてしまって洋服の袖に引火する、なんていうことが起こりかねないのです。

あるデータによると、高齢者は若者が識別できるコントラストの4倍、コントラストが強くないと見えません。つまり、コントラスト感度は加齢によって下がるということです。[4)]

また、白内障でもコントラスト感度は著しく低下します。白内障は目の中にあるレンズが白く濁るという症状ですから、色合いの微妙な差がわかりにくくなるのです。ただし、コントラスト感度が落ちても、やはり視力が低下するわけではありません。

私のクリニックの患者さんにも「見えづらいので別の眼科に行ったら、視力は1・0あるから問題ないと言われた」という方がいらっしゃいました。

そこでコントラストチェックを行なってみると明らかに低く、見えづらい原因は白

コントラストチェック

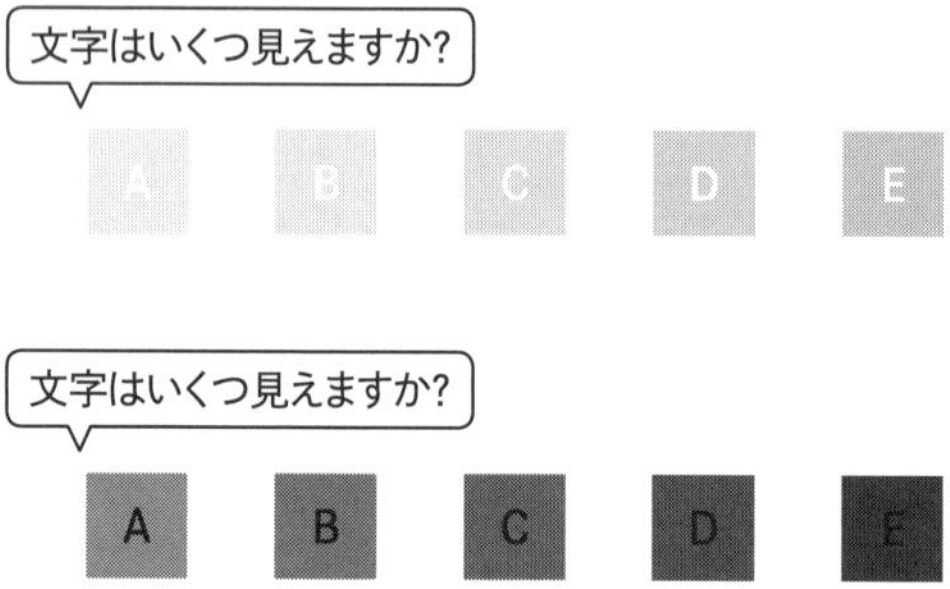

内障であると判明しました。その後、白内障の手術を行なってコントラスト感度は正常に戻り、今では以前どおりの生活ができるようになっています。

コントラストチェックは、このように、視力とは関係のない「見えづらさ」の指標として非常に重要です。特に50歳を過ぎると白内障の発症率が高くなるため、40代のうちから気をつけておくといいでしょう。

ポイント

前ページの図を見てください。

濃淡がすべて見えていれば問題ありません。

1つだけ見えない場合はギリギリセーフ〜要注意の間、それ以上見えない場合は、コントラスト感度が低下している可能性が高いと見なします。

どこからどこまで見えるのか？ 視野チェック

①人差し指視野チェック

視野が狭くなっていないかを調べる方法は、2つあります。

1つは、何もツールを使わない方法です。たまに行ない、「いつも見えているはずの範囲」がちゃんと見えているかを確認しましょう。

視野を簡単チェック！「人差し指遠近トレーニング」

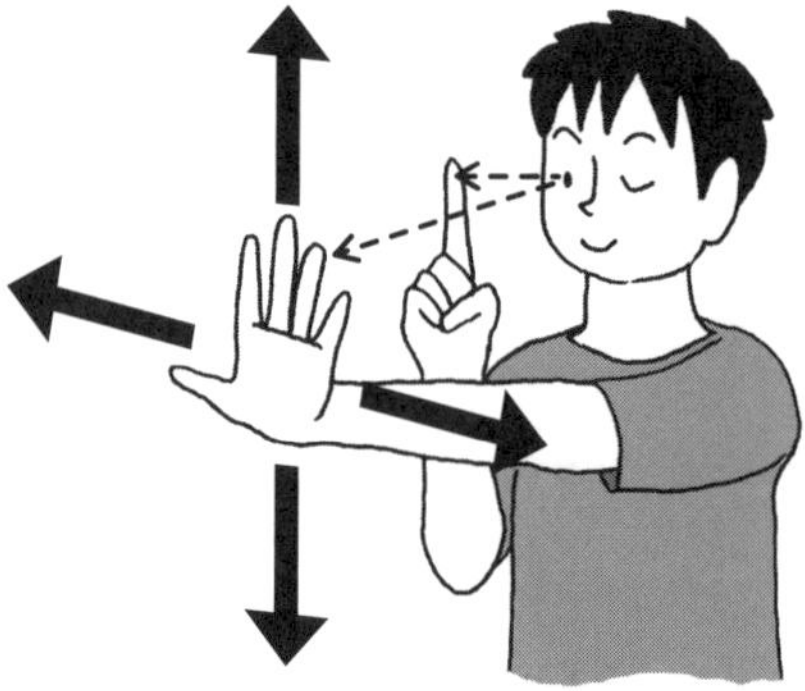

実践法

左目をつぶり、右目はまっすぐ前を見つめます。

右目の真ん前に右手の指を1本立て、その指を右目でしっかりと見つめたまま、左手を上下左右、斜めに軽く動かします。どれくらいまで左手が見えるか確認します。

右目を閉じ、左目を開けた状態でも同様に行ないます。どちらの目からテストしてもかまいません。

ポイント

動かしているほうの手の動きを、いつものように片目で捉えきれなくなったら要注意です。

「ちょっと見えにくいかも？」という程度ではなく、「あれ、はっきりと右目の外側が見えないぞ」というように明らかに自覚できる場合、大きな脳の異常や網膜剝離など視野が欠ける症状が生じている可能性があります。

このチェックをしたことで早期に脳梗塞が判明し、一命をとりとめた患者さんもいます。

②カレンダーテスト

もう1つは、カレンダーを使ったチェック法です。

実践法

壁のカレンダーに向き合い、カレンダーの端と端が自分から見て30度の範囲に収まる位置に立ちます。カレンダーの横幅の倍の距離を取ると、だいたい30度になります。

この状態で、左目を閉じ、右目はまっすぐ前を見ます。

そのまま決して右目を動かさずに、カレンダーのどこかが欠けて見えていないかをチェックします。

右目を閉じ、左目を開けた状態でも同様に行ないます。どちらの目からテストしてもかまいません。

ポイント

人間の視野には、まったく見えない「盲点」というものがあります。盲点があるのは自然なことですから、「ある範囲からまったく見えない」というのは問題ありませ

視野の欠けの有無を把握！「カレンダーテスト」

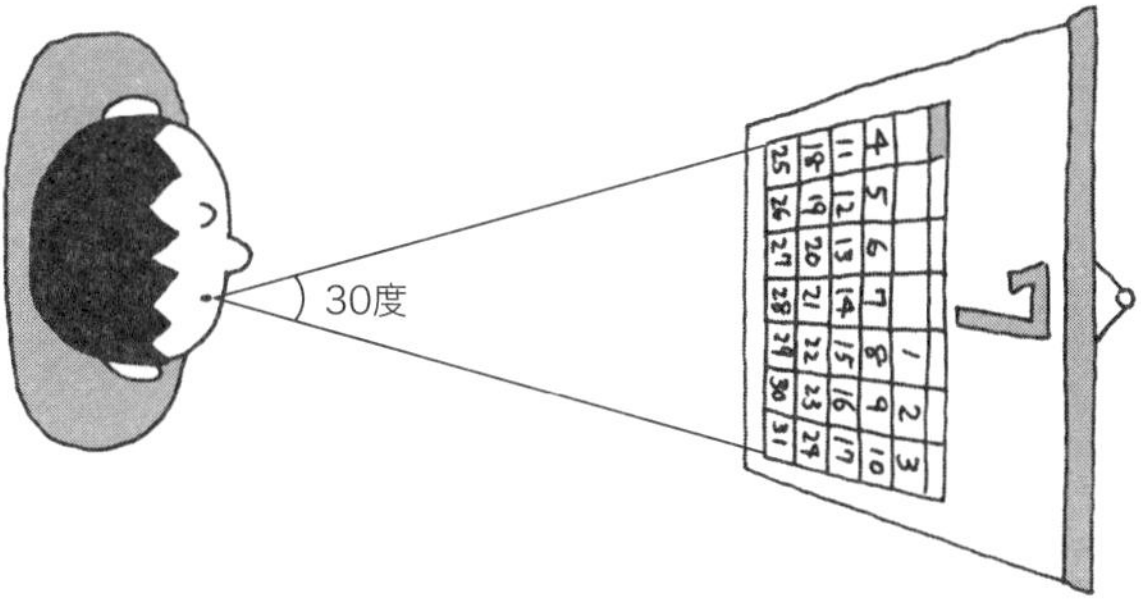

ん。**しかし盲点以外のところで欠けているところがあったら、緑内障などの深刻な病気になっている可能性があります。**

盲点なのか、それとも視野が欠けているのかを自分で区別できるように、次の方法で盲点をチェックしておきましょう。視野が欠けている場合は、まったく見えないのではなく、「なんか見にくいな」というように感じることが多いので、盲点とは違います。

また、緑内障の場合は、ある一点というより、「やや広い範囲で見にくい」という場合があります。

このカレンダーを使ったチェック法で

前後左右にスライドさせて盲点を把握しよう

は、盲点は見えなくてもあまり「見えないな」と感じません。緑内障などで視野が欠けている場合に、「見えないな」と実感しやすいのです。

＊盲点を実感する方法……左目を閉じ、右目で上の図の●を見たまま、本の距離を離したり近づけたりすると、あるポイントで★が消えます。右目を閉じ、左目で★を見たまま本を近づけたり離したりすると、あるポイントで●が消えます。このように、人間の視野には「見えているようで見えない部分」があるのです。

視力回復力を最大限引き出す秘訣

次項からご紹介する、脳にアプローチする視力回復法を実際に行なってみる前に、次の3点には注意してください。

1. 12歳以下のお子さんに本書の視力回復法を試そうと思っている方は、まず眼科で、お子さんに目の病気がないかどうかをチェックしてください。ずいぶん早く近視になったと思っていたら、実は目の病気だったというケースもあります。

2. 本書の手法は裸眼矯正、つまり「眼鏡をかければ見えるけれど、なるべく眼鏡を使わずに生活したい」という人向けの手法です。白内障や緑内障などの病気の治癒効果が期待できるものではありません。

3. 視力回復法を知ったからといって、眼科医と無縁になっていいわけではありません。あくまでもメインは医療であり、これからご紹介する手法は、医療の補助として効果的な手法と考えてください。

科学的に実証された視力回復トレーニング「ガボール・アイ」

ここまでのところで、自分の目のコンディションを把握する実践法をご紹介してきました。本項からは、次のステップ、脳を使って視力を上げる実践法を取り上げます。

第一にご紹介したいのが、「ガボール・アイ」という手法です。すでに効果を実証す

見るだけで目がよくなる不思議な縞模様「ガボール・パッチ」

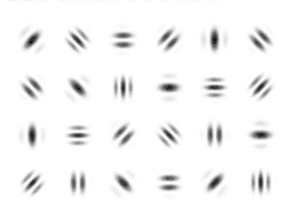

る臨床データが多数報告されている、脳を使った視力回復法です。

一例を挙げれば、老眼と近視の方で視力が0・2ほど上がったというデータがあります。

今まで多くの患者さんを診てきた私自身の経験では、近視の場合、0・1以下だと視力回復効果は限定的ですが、老眼の場合は、進行度にかかわらず多くの人に視力回復効果が現れています。

ガボール・アイは上のような「ガボール・パッチ」と呼ばれる縞模様の図形を眺めるだけという方法です。

ガボール・アイで使用されるガボール・パッチは、物理学者、デニス・ガボールが作成したものです。この模様は脳の「視覚野《しかくや》」（視覚を司《つかさど》る脳領域）に作用しやすいことがわかっています。

当初は心理学的研究などに用いられていました。その後、視覚野に作用するということは、「より鮮明に見える」ようにすることにも役立つのではないかと考えられ、視力回復ツールとして研究、開発されてきました。

厳密にいえば、ガボール・アイは「ピントを合わせて物を見る」という目の機能そのものを上げるものではありません。老眼が「治る」か、近視が「治る」かと聞かれたら、答えは「ノー」です。

老眼になっている目、あるいは近視になっている目の機能状態はそのままに、目に映っているものを処理する脳に働きかけることで、より鮮明に画像を処理できるようにしようというのがガボール・アイという方法なのです。

「いくつかの縞模様（ガボール・パッチ）を見て、同じ縞模様を探す」という要素を

ガボール・アイ レベル1

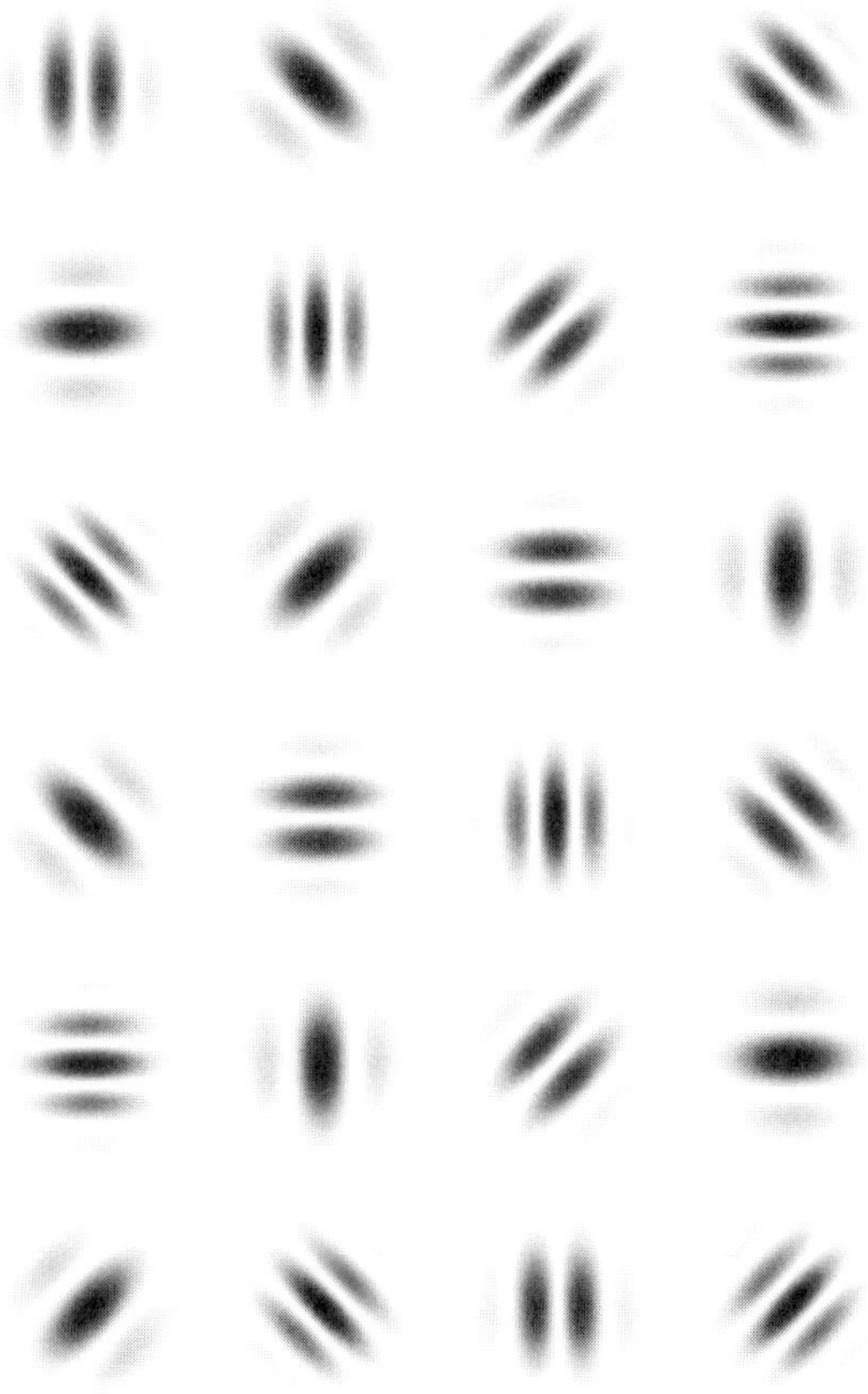

ガボール・アイ レベル2

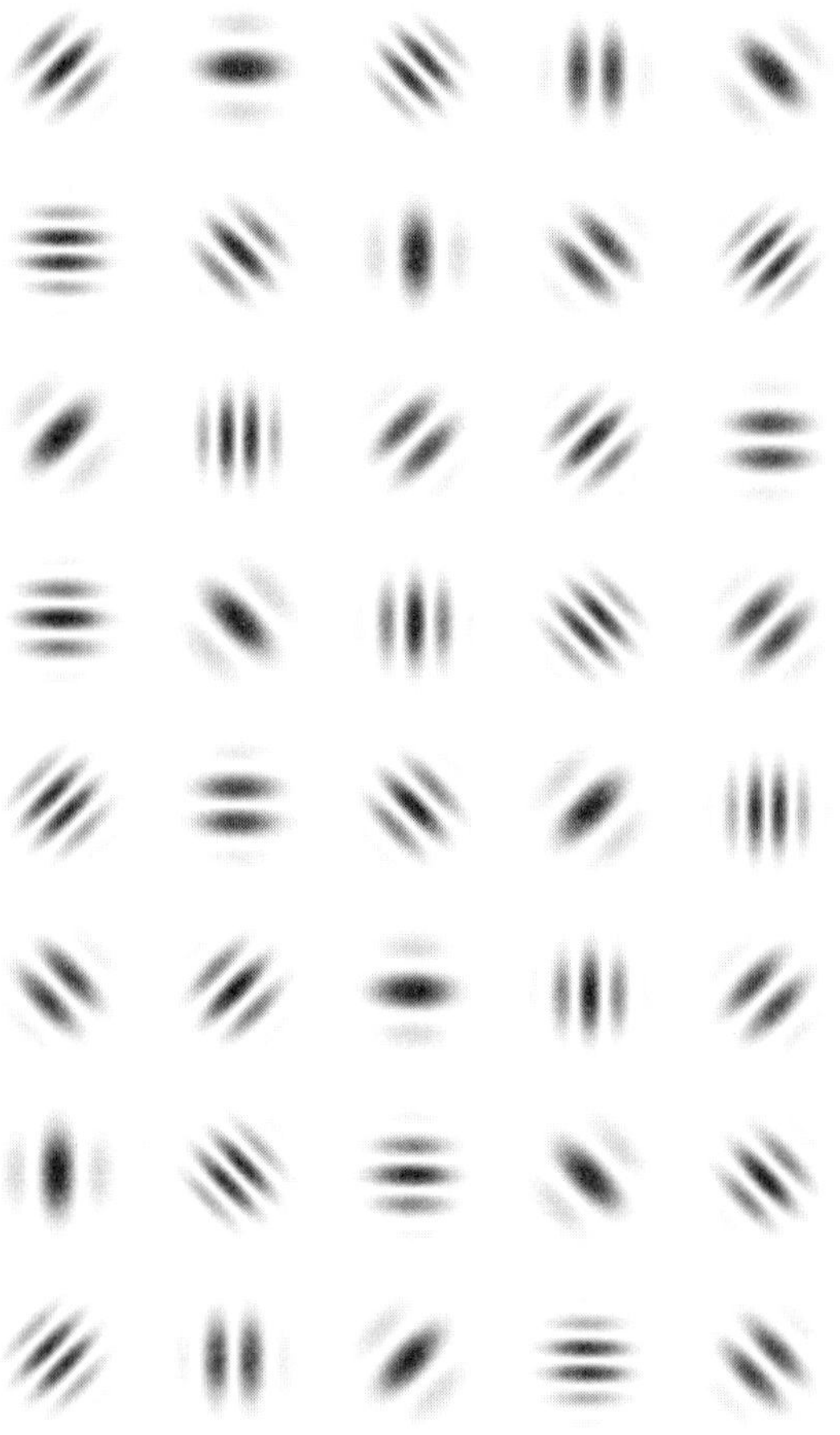

ガボール・アイ レベル3

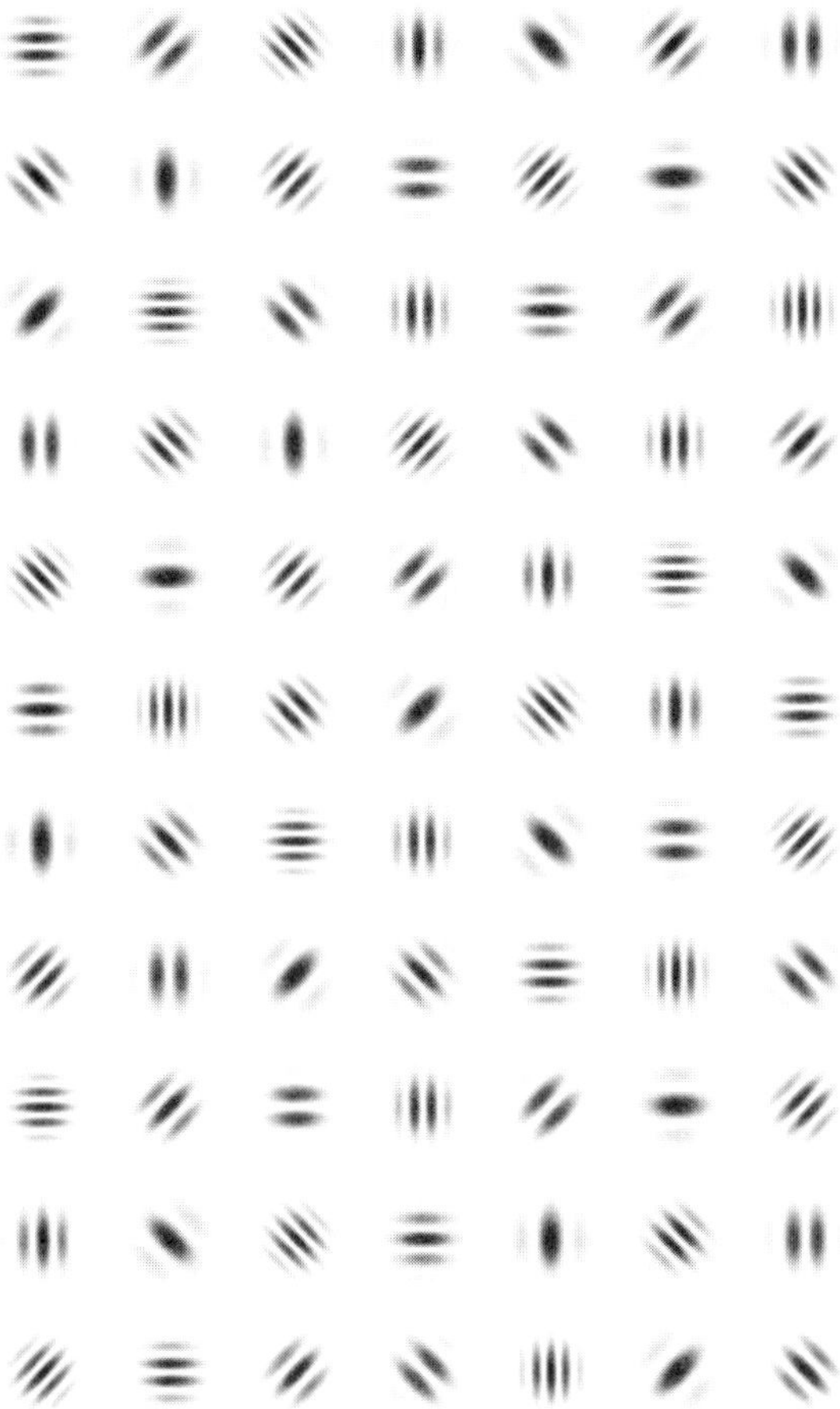

加え、難しいことはいっさい考えずに実践できる、非常にシンプルな方法です。

実践法

本書では、ガボール・アイの練習問題をレベル1～3まで3題、ご用意しました。1題につき3分間、同じ模様のガボール・パッチを探してみてください。

ここで重要なのは、同じ図形を探し出すことではなく、「ガボール・パッチをしっかり見て、どういう図形なのかを把握しようとすること」です。制限時間内に同じ模様のものを見つけられなくてもまったく問題ありません。（解答は189ページ～193ページ参照）

（応用編：「ガボール・アイ」で有効視野を広げるトレーニング）

ガボール・アイは、加齢によって見える範囲が欠ける、狭くなるといった有効視野の問題にも効果的です。もし少し有効視野が狭くなり始めていても、このトレーニングを繰り返すと、次第にはっきりと見える範囲が広がっていきます。有効視野とは普段しっかりと見える視野の範囲をいいます。

87〜89ページの「ガボール・アイ」用のシートを使って行ないますが、慣れてきたら、もっと細かくびっしりと形が並んでいるもの、たとえば新聞紙などで行なってもいいでしょう。

実践法

まずステップ1です。左目をつぶり、右目を開けます。

本書を90度回転させ、89ページに載っているガボール・アイ用のシートが横長になる状態にします。

シートの中心を凝視します。

ガボール・パッチで有効視野を広げよう

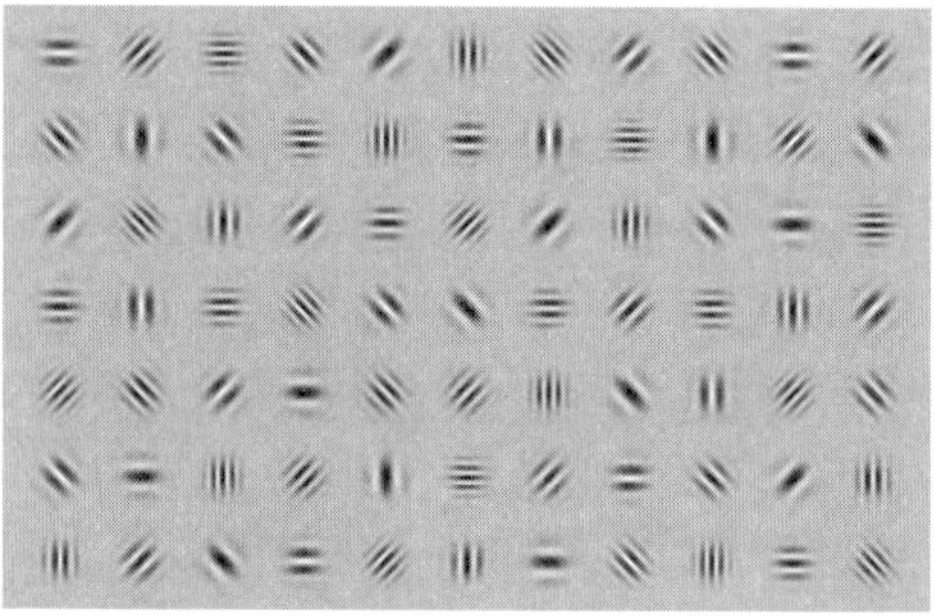

右目か左目どちらか一方で、上のガボール・パッチたちの中心をじっと見ましょう。そこから目線を中央から動かさずに、視野を広げていきましょう。

そのまま目線は動かさずに視野を広げていき、シートの全体が視野に入るようにしていきます。

シート全体の縞模様が同じように見えていれば問題ないので、ここで終了です。もし視野が欠けていたり、ぼやけて見えている部分があったりしたら、次のステップに進んでください。

次にステップ2です。シートも目線も動かさないまま、ちゃんと見えていないところと、見えているところの境目のあたりにあるガボール・パッチがどんな形かを判別してください。

超簡単！ 有効視野拡張トレーニング

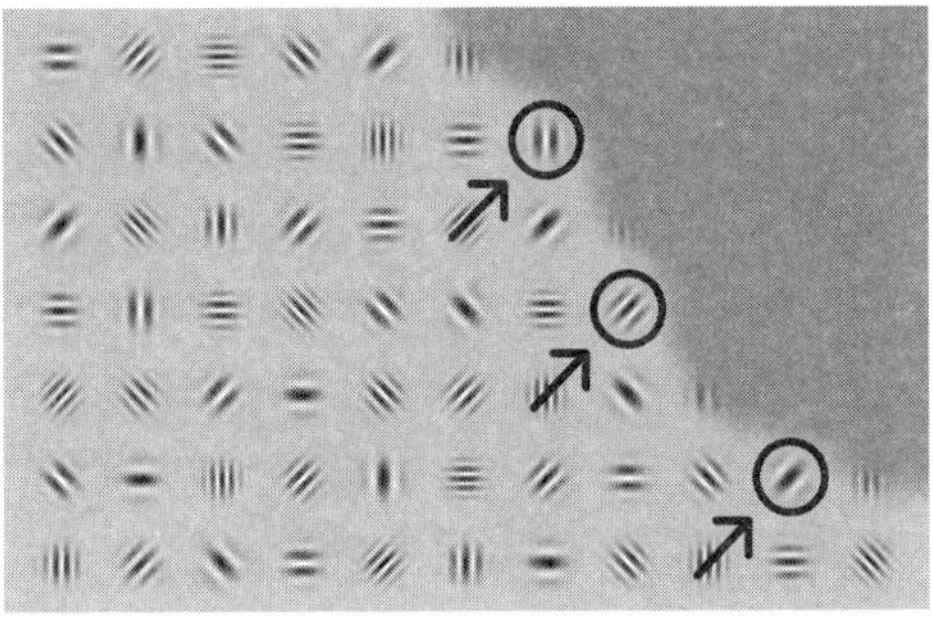

見づらい場所にあるガボール・パッチがどんな模様か、判別しましょう。その後、はっきりと見えている方向へ上のシートを少し動かして見え方をチェックしましょう。

判別できなかったら、ちゃんと見えている視野に、そのガボール・パッチが入るようシートを動かし、形を確認します。

ちゃんと見えているところと、ちゃんと見えていないところの境目には、ほかにもいくつかガボール・パッチがあるはずです。それらについても同様に、まず目線もシートも動かさないまま判別を試み、うまく判別できない場合はシートを動かして確認してください。

左目でも同様の方法で行ないます。

脳から目をよくするファーストステップ

すでにガボール・アイの実践法を記した書籍はいくつか出版されていますが、ガボール・パッチでなくても、生活のなかで身近にあるものを使って、ガボール・パッチを使うのと同じような効果を出すトレーニングを手軽に行なうことができます。

1000円札の透かしトレーニング

1つめは、「透かし」があるお札を使った方法です。

まず、1000円札を持って目の前にかざすと、透かし部分の野口英世の肖像が見えます。

そこから徐々にお札を下に向けていくと、野口英世が見えるか見えないかの状況になります。

「かすれ字」を目から30cmほど離して、左から順番に読む

い　ろ　は　に　ほ　へ　と　ち　り　ぬ　る

そこでしっかりと野口英世を見ようとしてください。5000円札、1万円札を使う場合も同様に行ないます。

レシート裏　判読トレーニング

レシートを裏から見ます。

1000円札の透かしトレーニングと同様に、裏からどのような文字が書いてあるかを読み取ろうとしてください。

かすれ文字　読み取りトレーニング

鉛筆や筆などのかすれ文字を準備し、何

が書いてあるのかを読み取ろうとしてください。
かすれ文字を準備できない場合は、前ページのサンプルを使って行ないます。

①目のピント調整力を鍛える！「毛様体筋ストレッチ」

本書のSTEP0〜1でも述べましたが、私たちの目は、ピントを合わせる際に「毛様体筋」という筋肉を使います。遠くを見るときは毛様体筋を緩め、近くを見るときは毛様体筋を緊張させます。

「毛様体筋ストレッチ」は、毛様体筋の伸縮運動を意図的に繰り返すことで、ピントを合わせる機能を向上させようというものです。特に近視の進行を遅らせる効果が期待できます。

近視は、日常生活で近くを見ることが多い人に生じやすいことがわかっています。習慣的にも環境的にも遠くを見るチャンスがあまりないため、放っておけば近視が

近くと遠くを交互に見る！「毛様体筋ストレッチ」

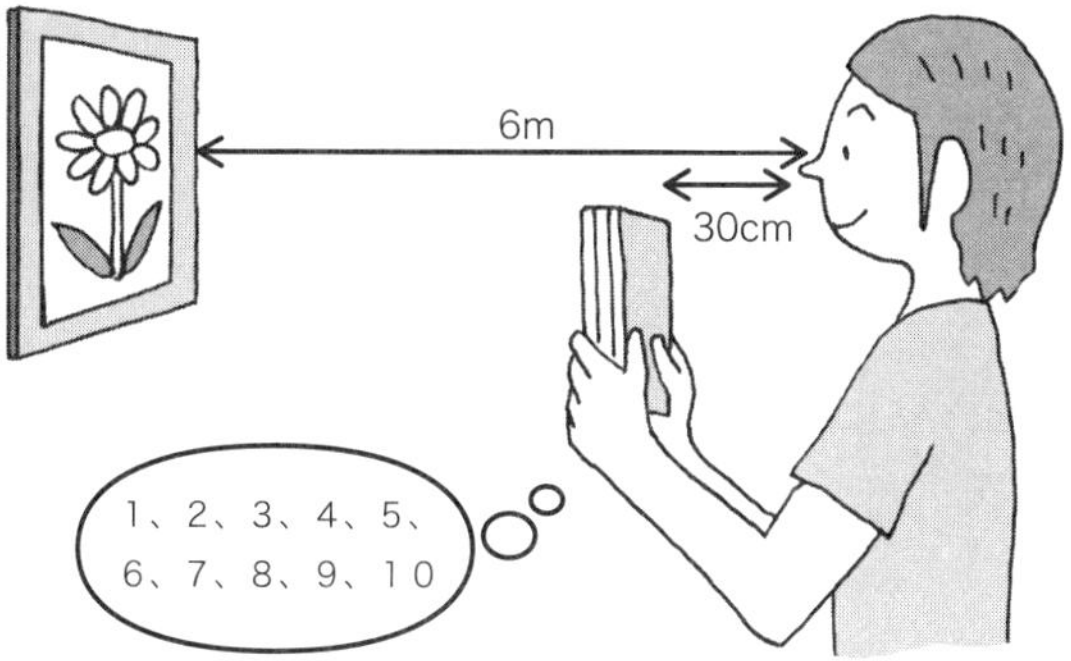

進行してしまう。そこで、強いて「遠くを見る」ことで、近視の進行スピードが抑えられるというわけです。

なかでも毛様体筋が過剰に働いて近視のようになる「仮性近視」や、毛様体筋の機能が麻痺している「スマホ老眼」に効果的です。

実践法

顔から30㎝くらい先（近く）と6m以上先（遠く）を交互に繰り返し見ます。

見る対象物は何でもいいのですが、さっそく本書を使って行なってみましょう。

本書を顔から30㎝くらい離して10秒ほど見てから、6m以上先を10秒ほど見ます。そしてまた本書を見る、また6m以上遠くを見る、というように10回繰り返します。6m先を見ることが難しいときは、2mほど先でもかまいません。

②見える範囲を広げる！「周辺視ストレッチ」

2つ目は前をまっすぐ見ておいて、そのまま意識だけを周辺へと向けていくというトレーニングです。目のピント調整能力というよりは、有効視野（物の姿を認識できる範囲）を広げることに役立ちます。続けるうちに、見える範囲が広がることが実感できるはずです。

加齢によって徐々に視野も狭くなっていきますから、特に中年以降は習慣としたいトレーニングです。サッカーフィールドなどで、より広い範囲を把握できるようにな

図中にある数字を1から順に指差し、24まで数えていきましょう

24	2	18	12	7
20	3	15	19	10
9	17		21	4
11	22	13	6	14
8	16	1	23	5

りたい人なども習慣化するといいでしょう。

実践法

前ページの図を、右目だけで見てください。

図中にある数字を1から順に指差して、24まで数えていきましょう。左目でも同様に行ないます。

③両目の視力のバランスを保つ!「より目トレーニング」

人間は右目と左目を使って立体的に物を見ています。そのため、左右の目のバランスが悪くなると距離感がつかみにくくなり、ぶつかったりするようになります。さらには、片目ばかりが働いて片目が休んでしまう場合もあります。

「より目トレーニング」で、左右の見え方のバランス調整

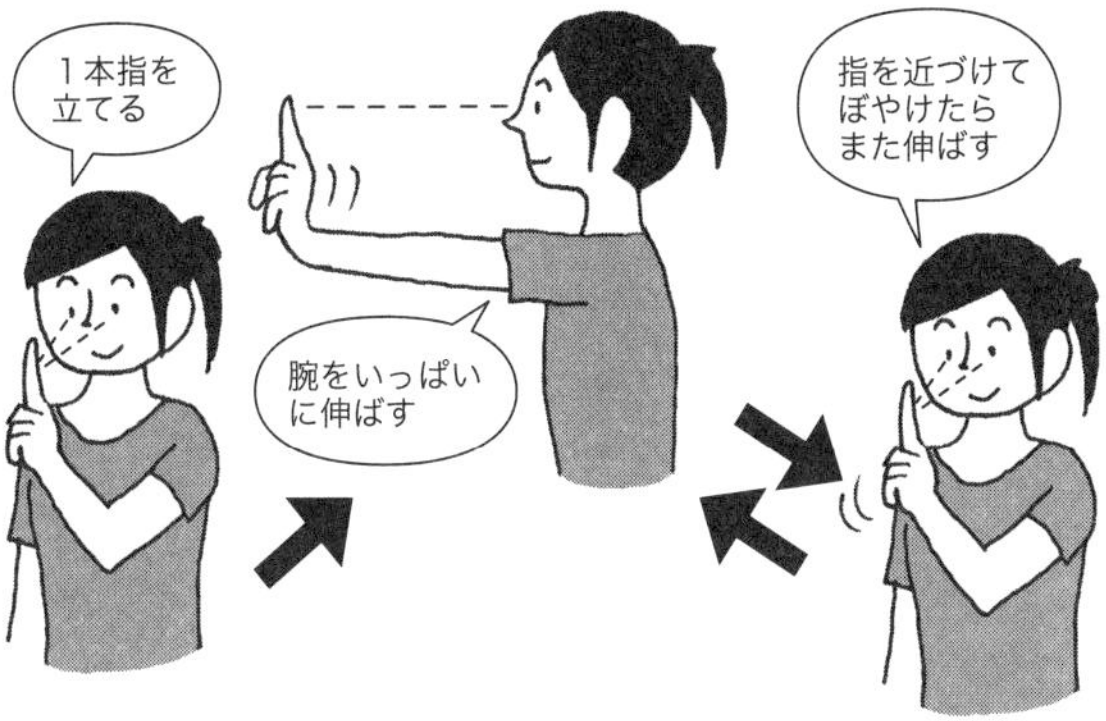
１本指を立てる
腕をいっぱいに伸ばす
指を近づけてぼやけたらまた伸ばす

実は、こうした左右のバランスの崩れも「視力が落ちた」と感じる要因なのです。

また、左右の目の位置がずれる「斜視」は聞いたことがあるかもしれませんが、「斜位」はどうでしょうか。斜位とは、物を見ようと意識しているときは問題ないのですが、疲れているときやぼーっとしているときに、無意識のうちに左右の目が斜視のようにずれていくという症状です。

これらの不具合にいいのが、３つ目にご紹介する「より目トレーニング」です。

近づけたり遠ざけたりする1本指を左右の目でしっかりと追いかけることで、左右の目のバランスが改善され、左右の目をほ

ぼ等しく使って物を立体的に見るという本来の機能が戻る効果が期待できます。

実践法

左右の目のちょうど真ん中あたりに1本指を立てます。

その1本指を左右の目でしっかり捉えたまま、腕をいっぱいに伸ばして1本指を遠ざけます。今度は1本指を左右の目の中心に近づけていきます。指がぼやけて見えたら、また遠ざけます。この一連の動作を10回、繰り返します。

毛様体筋をリラックスさせる「雲霧法」

眼科での視力検査の際、毛様体筋が緊張していると正確な視力を測ることができません。

目のピント調節機能をリセット！「雲霧法」

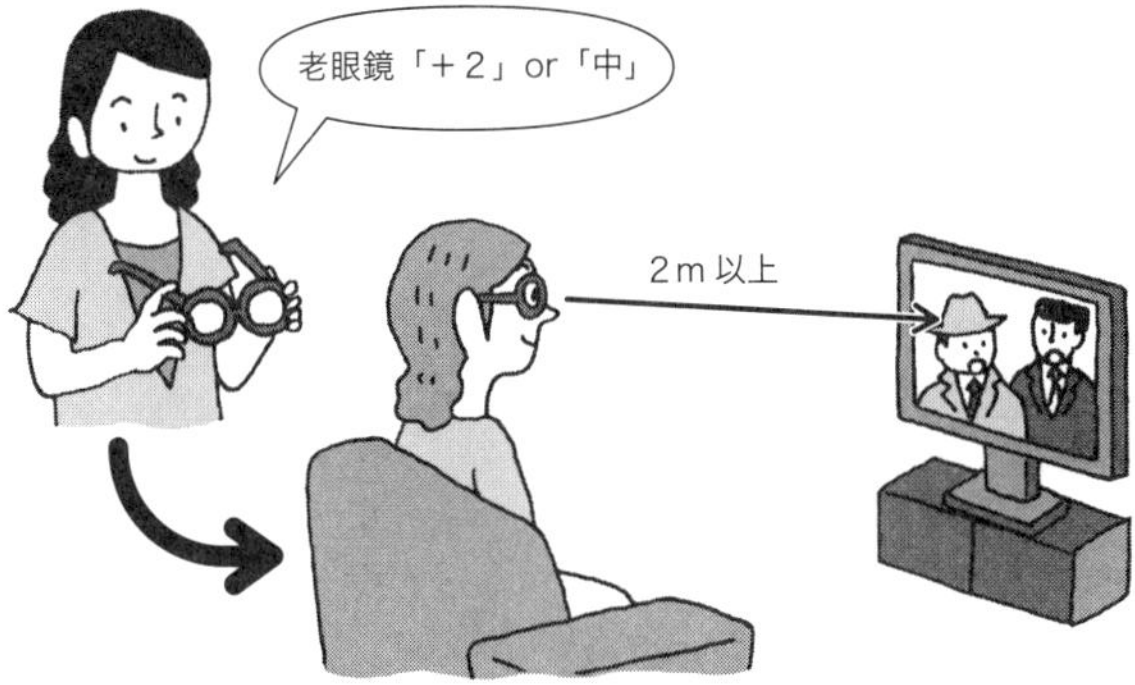

そこで毛様体筋をリラックスさせてピント調節機能をリセットするために、患者さんの目をいったん雲や霧の中にいるような状態にします。これを「雲霧法《うんむほう》」と呼びます。

ここでご紹介するのは、本来は眼科で行なわれている雲霧法を、100円ショップで売っている老眼鏡を使って自宅で行なえるようにアレンジした方法です。

実際に行なってみるとわかると思いますが、視界がぼやっとしてよく見えなくなります。すると何が起こるかというと、毛様体筋がしっかりピントを合わせようとがんばらずに、リラックスするのです。

これも、仮性近視やスマホ老眼に高い効

果が期待できます。

私はテレビや雑誌でも、この雲霧法をよくご紹介するのですが、毎回、「たったの5分ほど行なっただけで目が楽になり、見えやすくなった」といった声が多く寄せられます。それくらいすぐに効果が出やすいというのも、この方法のいいところです。

ただし、ぼやっとした視界になると頭がクラクラして、気持ち悪くなってしまう場合もあります。無理はしないでください。

実践法

中くらいの度（「＋2」、もしくは「中」）の老眼鏡を入手します。

普段、眼鏡を使用している人は、いつもの眼鏡の上から老眼鏡をかけます。コンタクトレンズを使っている人は、いつものコンタクトレンズを装着した状態で老眼鏡をかけます。

その状態で、2m以上遠くを見ます。

目を温めて、「目の冷え性」を改善

これから目を温める方法を2つ、ご紹介しますが、その前にいくつか押さえておきたいポイントがあります。

まずお伝えしておきたいのは、目を温めることで視力が「上がる」わけではない、という点です。たとえば、近視は目の直径が伸びてしまうことが原因であり、温めたからといって目の直径は元通りにはなりません。

また、老眼はピントを調整している毛様体筋が衰えることや、カメラのレンズのような役割を果たしている水晶体が硬くなることが原因です。やはり、温めたからといって毛様体筋が若返ったり、水晶体が柔らかさを取り戻したりするわけではありません。

では**目を温める効果は何かというと、一番にいえるのは血行がよくなって眼精疲労が軽減、解消されることです。**したがって、目を酷使したことからくる「仮性近視」

の人は、目を温めたとたんに、より見えやすくなったと実感することが多いでしょう。構造的、機能的に決定的な支障が起こってしまっている目が元に戻ることはありませんが、眼精疲労からくる一時的な毛様体筋の機能不全は、目を温めることで回復する可能性が高い。それを「視力が上がった」と感じるのはありうるというわけです。

また、健康な目の人に比べて、ドライアイの人は「実用視力」が低下しやすくなっています。前述したように実用視力とは、瞬間的に測る視力ではなく、継続的に測る視力です。視力は1日の時間帯や目の使い方で変動するというのは、54ページでも説明しましたね。

みなさんは、一日中、パソコンに向かった後は目が悪くなった気がするなど、目を使うと見えづらくなると感じたことはありませんか？　もし思い当たるようでしたら、実用視力が低下しているのかもしれません。

では、**なぜドライアイの人は実用視力が下がりやすいのかというと、ひと言でいえ**

ドライアイになると、実用視力が下がる

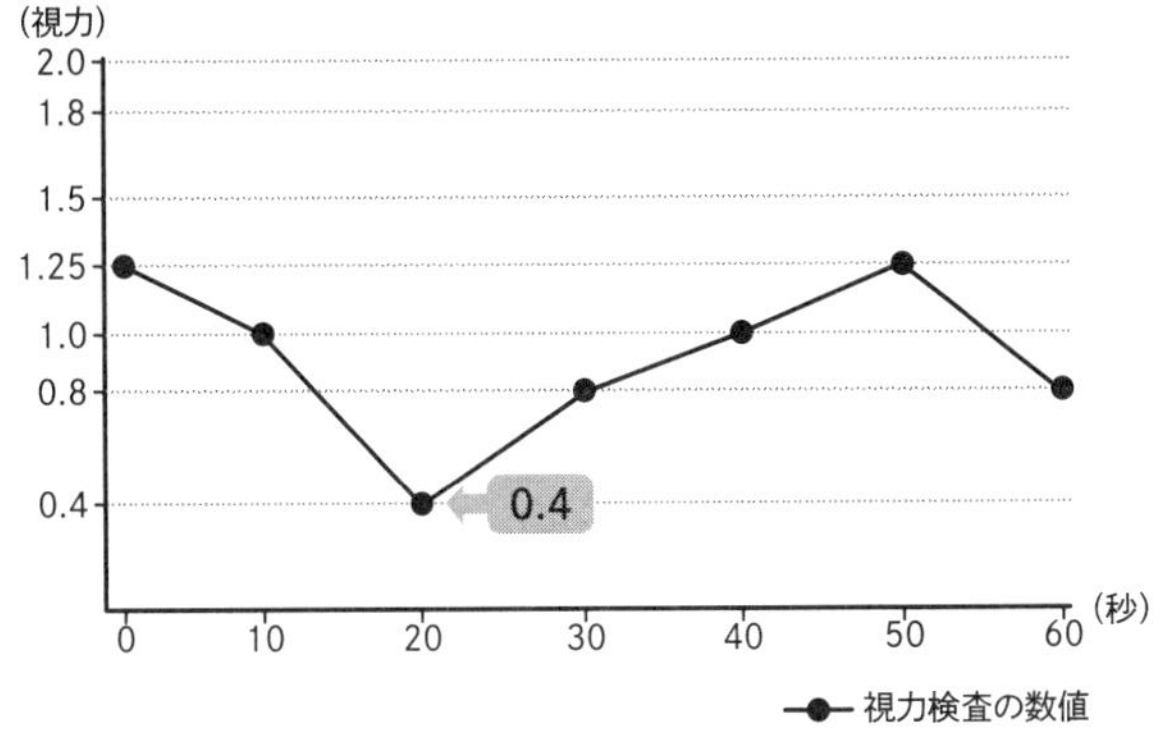

ば、涙の「質」がよくないからです。そのため、少し目を使うとすぐに疲れてしまい、見えづらくなるのです。

眼科では、一定時間の視力の変化を測定する実用視力検査も行なっていますが、ドライアイの人は、ほんの1分間、検査画面を見ていただけで、最初は1・0だった視力が0・4に落ちたりします。

要するに、それほどドライアイの人は目が疲れやすいということです。そうなると光が散乱し、見ようと思ってもしっかり見えません。ドライアイの人の実用視力の低下も、目の疲労回復によって軽減、解消す

る可能性は高いといえます。

実際、目を温める方法を試した人は、かなりの確率で「見えやすくなった」という感想を抱きます。

ただし、それは先ほども述べたとおり目の構造が変わったり機能が上がったりしたわけではなく、あくまでも「眼精疲労による一時的な視力低下」が回復したからなのです。

ドライアイの治療は眼科で処方される目薬が基本ですが、プラスアルファで自ら行なえるものとして、目を温める習慣を取り入れるのは非常におすすめです。

ドライアイの解決策は、涙の「量」より「質」

ドライアイの目にとって、温めることの効果は血行がよくなって眼精疲労が軽減、解消されることだけではありません。涙の質そのものを上げる効果もあるのです。

正常な目

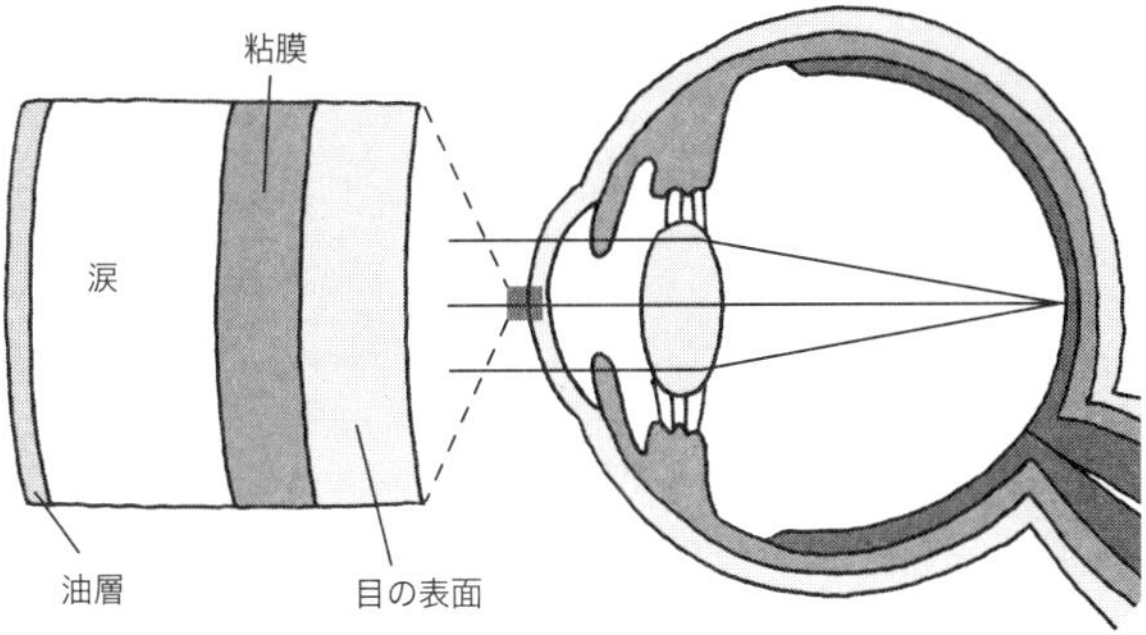

涙が出るのは、悲しかったりうれしかったりして泣くときだけではありません。私たちの目は、常に涙に覆われて保護されています。涙は目を守る、いわば「透明な皮膚」なのです。

涙の成分は水と油、その他さまざまな物質で構成されていますが、ここで特に重要なのは油です。

油には温まると溶け、冷えると固まるという性質があります。料理に使う牛脂などを思い浮かべれば容易に想像できるでしょう。また、油は乾きにくく水は乾きやすいですよね。

涙の油分は、上下まぶたに無数にある「マ

イボーム腺」から分泌されています。

ところが目が冷えると、分泌された油分が固まり、マイボーム腺を塞いでしまいます。そうなると油が十分に供給されなくなります。その結果、涙の成分がほぼ水だけとなり、目から潤いが失われやすくなってしまいます。

これが、ドライアイが起こるメカニズムです。

ドライアイというと「目の水分不足」と思われがちなのですが、本当のところは水分量ではなく油分量、つまり「水と油の配分」の問題なのです。決して侮ってはいけません。目が涙でしっかり保護されていない状態が続くと、眼球の表面に凹凸ができてきます。

ではどうしたらいいかといったら、もうわかりますよね。

油は冷えると固まり、温まると溶ける。目を温めてあげれば、マイボーム腺に詰まった油を溶かし、新たな油の供給も滞らないようにできます。こうして「涙の質」を上

ドライアイで、目の表面に凹凸ができる

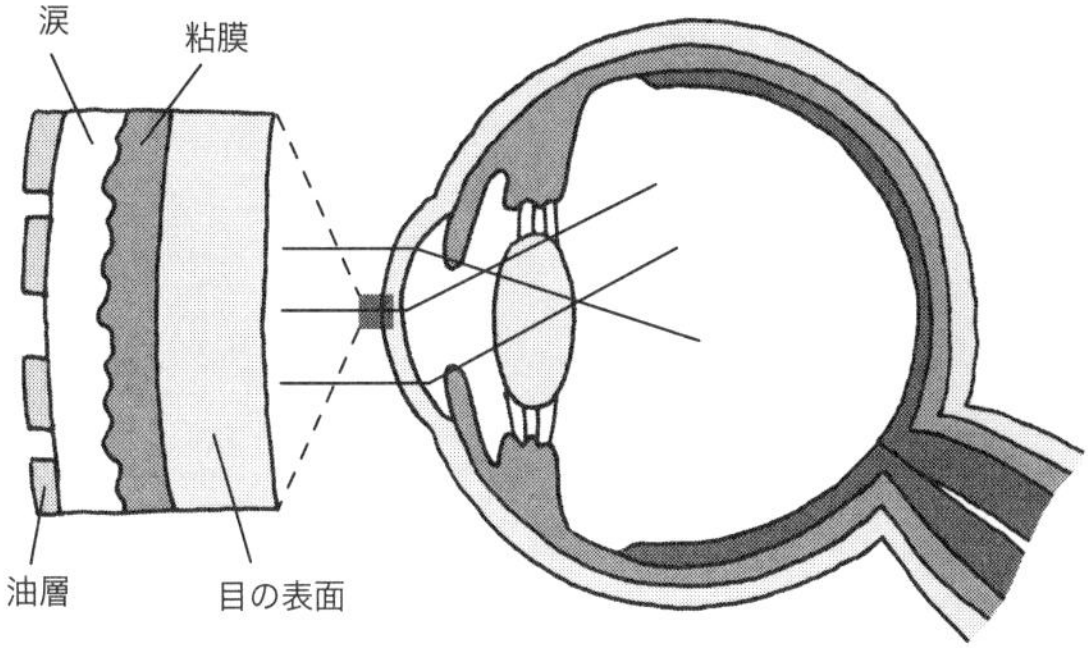

げることができるというわけです。

目を温めるグッズは数多く市販されていますが、家にあるもので行なうこともできます。市販品を使う場合は、取扱説明書や注意点をよく読んでから使ってください。

ただし、炎症があるところを温めるのは禁物です。結膜炎、目のアレルギー症状、目の充血、目の腫れ、かゆみなどが見られるとき、あるいは目をぶつけた後などは、目を「冷やす」のが正解です。

目に潤いを与える「ホットアイ」

温かいタオルで目を覆う手法です。タオルを温めるというひと手間があるので、どこでもできるわけではありませんが、次項でご紹介するパームアイよりも高い効果が期待できます。目の温め方は、ホットアイとパームアイの2種類あると心得て、時と場合によって使い分けるといいでしょう。

実践法

タオルを軽く濡らして絞ります。水が滴り落ちないくらいがベストです。
そのタオルを、電子レンジで約40℃に温めます。40℃の目安は、「手で持てないほどではないが、ぬるくはない」くらい。600Wの電子レンジで40秒ほどと心得ておけばいいでしょう。温めすぎて手をやけどしないよう、注意して準備してください。

効果抜群！「ホットアイ」

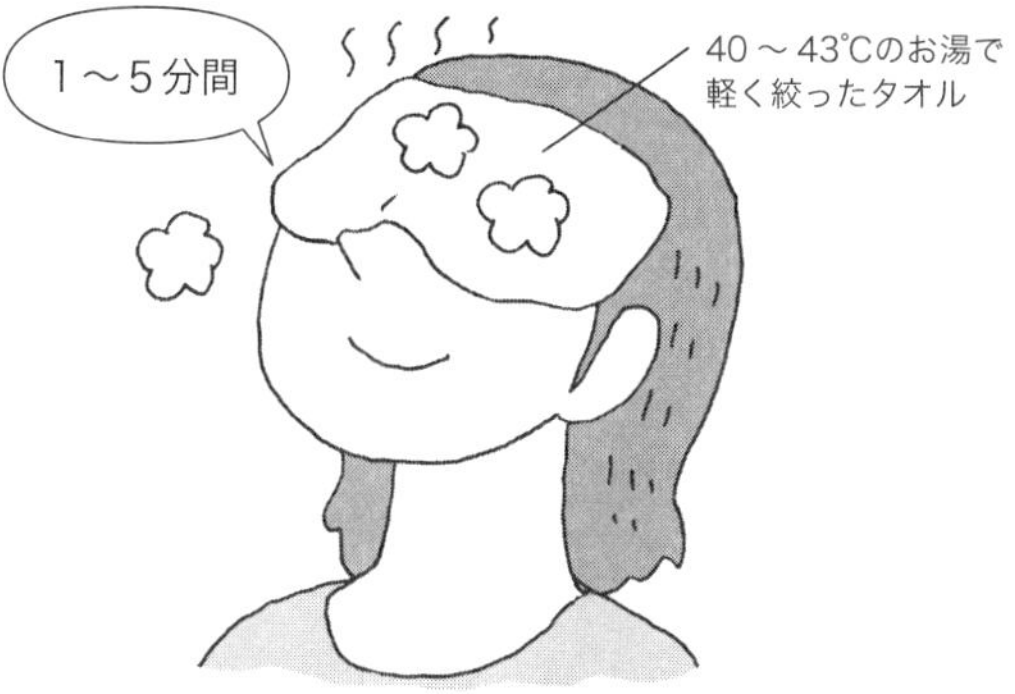

タオルを適温に温めたら、ちょうど両目を覆えるくらいの大きさに折りたたみ、目を閉じたまぶたに乗せます。そのまま1～5分、じっとして過ごします。

タオルを温めた後にラップやビニール袋で包むと、温度が低下しづらく、一定時間、気持ちよく目を温めることができます。

電子レンジで温めたりするのが面倒なときは、入浴時に一緒に行なうのもいいでしょう。

風呂の湯の温度は通常、40～43℃ですから、タオルを湯船に浸して絞れば、ちょうどいい温度のホットタオルができます。タオルが冷めてきたら、また湯船に浸して絞ります。

なお、結膜炎、目のアレルギー症状、目の充血、目の腫れ、かゆみなどが見られるとき、あるいは目をぶつけた後などは行なわないでください。

いつでもどこでも目を温められる「パームアイ」

仕事の最中など、ホットタオルを作る時間がないときにおすすめです。手で目を優しく覆うだけですから、メイクが落ちたりする心配もありません。

実践法

両手を10回ほどこすり合わせて温めたら（春～夏など気温が高い時期は、手をこすたった1分！「パームアイ」

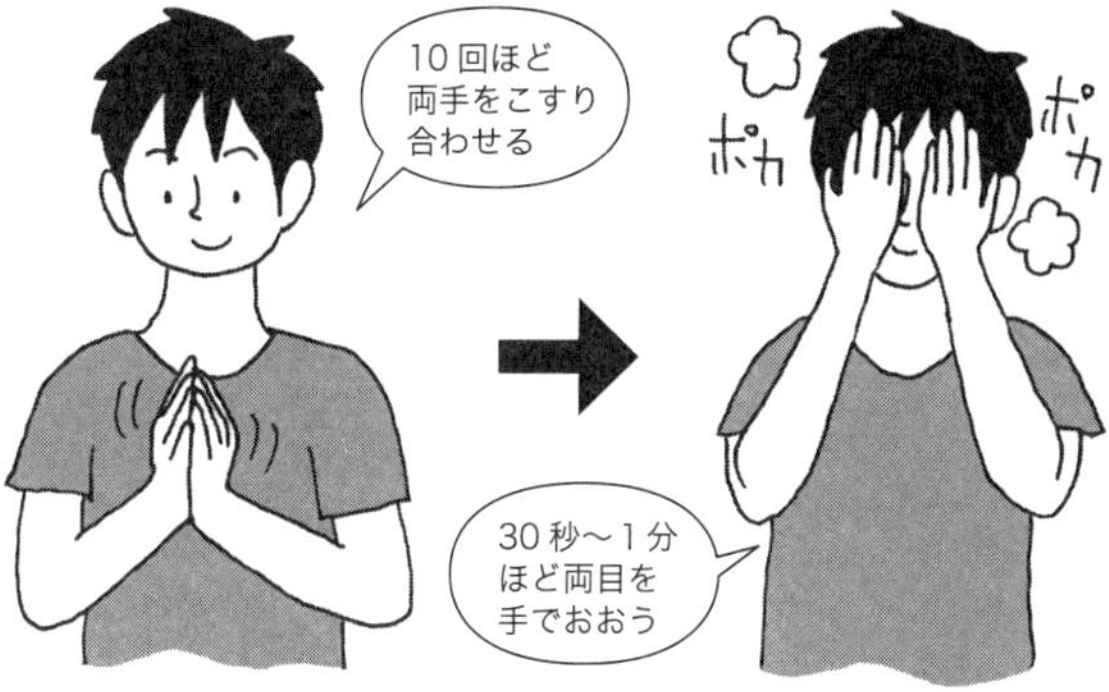
10回ほど
両手をこすり
合わせる
ポカ
ポカ
30秒〜1分
ほど両目を
手でおおう

り合わせずに次に進んでください）、水をすくうときのようにカップ状にします。その手で、閉じた目を優しく包み込むように覆います。

目を覆っている時間は30秒〜1分間ほど。手の温かみが感じられなくなったら外します。

最初に手をこすり合わせるときに躍起になると、興奮してリラックス効果が半減しかねません。優しくこすり合わせるくらいで十分です。

また、目を温めたいばかりに手で目を圧

迫しないこと。ほんのりと手の温かみをまぶたに感じるくらいが、ちょうどいい加減です。

なお、繰り返しになりますが、結膜炎、目のアレルギー症状、目の充血、目の腫れ、かゆみなどが見られるとき、または目をぶつけた後などは行なうのを控えてください。

STEP3

ぐんぐん目がよくなる生活習慣

——誰でも簡単！ 視力アップエクササイズ

有酸素運動で、目もイキイキ！

有酸素運動で体を動かすことは全身の血流改善につながり、血液に乗って運ばれている酸素や栄養のめぐりをよくします。**目にも無数の血管が通っているため、血流をよくする有酸素運動は、当然、目にもいいというわけです。**実際、有酸素運動の習慣が目の病気の罹患リスクを抑えることもわかっています。

目安は「30分ほどの有酸素運動を週に3回ほど行なう」ことですが、運動習慣のない人もいると思います。急にジョギングなど強度が高めの有酸素運動を始めると、ひざなどを痛めかねません。歩くのが健康にいいことはわかっているけれど、なかなか時間が取れないという人も多いでしょう。

そこで、「有酸素運動といわれても何をしたらいいかわからない」という人のために、ちょっとした空き時間に自宅で行なえる、軽い有酸素運動をご紹介します。

これからご紹介する運動は目だけによいものではないものの、あくまでも何をしたらいいかわからないという人向けの目安です。これらの運動を軽々と行なえるようになったら、少しずつ時間を増やす、強度を上げるなど、自分の状態に合わせて調整していってください。

厳密には脈拍数などを測定し、自分に合った強度を設定するものなのですが、「少しきついか、きつくないか程度」であれば、ちょうどいいと考えていいでしょう。

目・脳への血流アップ！「ツイストエクササイズ」

立った状態で両腕と両手の力を抜きます。でんでん太鼓のように体を右へ左へとねじり、手をぶらぶらさせます。運動によってストレス解消を図るとともに、上半身のリラックスを図って目・脳への血流をよくしようというのが目的です。

「ツイストエクササイズ」で上半身をリラックス

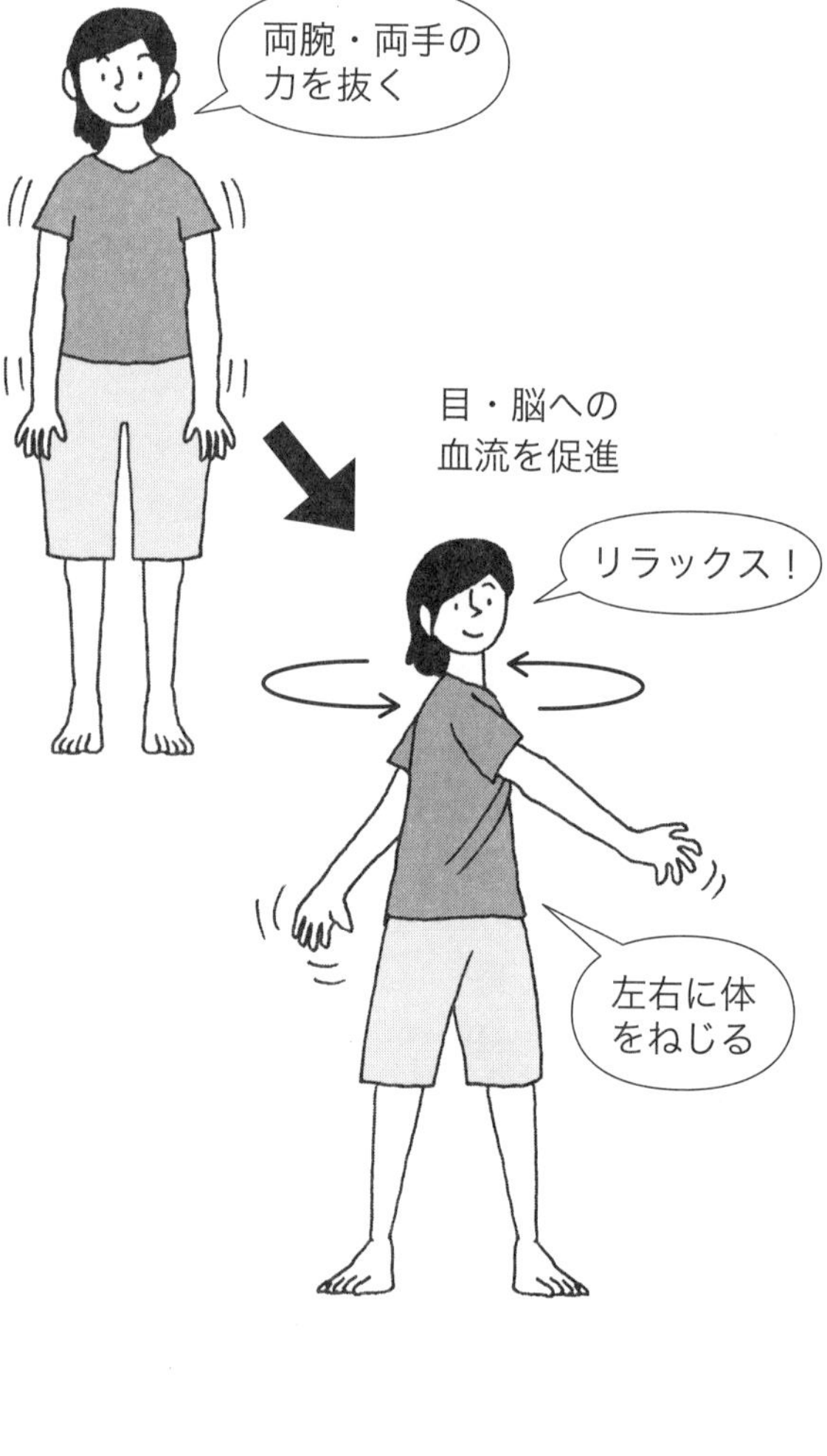

室内ならどこでもできる「アップダウンエクササイズ」

段差を上がったり下がったりを繰り返す運動です。玄関の段差などを使えば、室内でも可能です。これで物足りない人は、長めの階段の上り下りに挑戦してください。

運動に慣れていない人、筋力に自信がない人は、まず「アップダウンエクササイズ」を習慣づけた後にスタートするといいでしょう。

運動習慣ゼロの人におすすめ！「アップダウンエクササイズ」

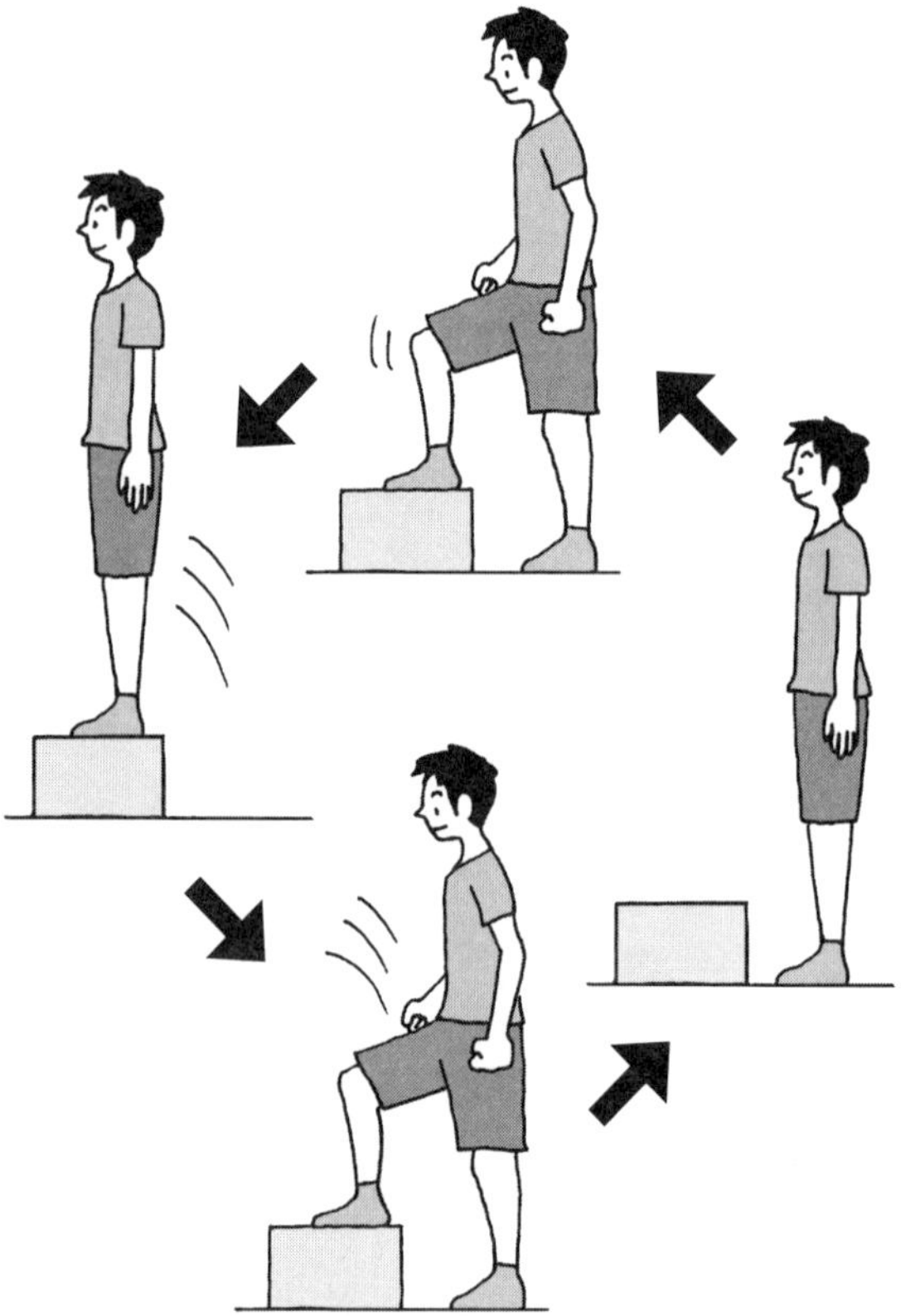

ヨガと筋トレは、目の健康上要注意！

一般的には「よい」とされている運動でも、とりわけ目の健康を考えると、行なう際に注意が必要なものがあります。それは、ヨガと筋トレです。

ヨガには、仰向けで両脚を上げ、つま先を頭頂の先の床につけるようにするポーズや、ブリッジのようなポーズ、逆立ちになるポーズなどがあります。こうした「頭に血が上るポーズ」には要注意です。**頭に血が上ることで、目にも通常より強い圧がかかってしまうからです。**

筋トレが要注意なのも、重いバーベルを持ち上げたりする際に、目にかかる圧が強くなるからです。器具を使わない腕立て伏せやスクワット、腹筋などの「自重トレーニング」なら問題ないと考えてかまいません。

「猫背」で視力が低下する

目が悪い人は姿勢が悪くなる傾向があります。逆に、姿勢が悪い人は目が悪くなるという傾向もあります。

まさに「鶏が先か、卵が先か?」という話で、どちらかを「因」、どちらかを「果」とすることはできません。むしろ、どちらとも「因」であり「果」であると考えるのが妥当であり、したがって**姿勢を正すことで視力を上げることも可能というわけです。**

特に、ついつい猫背になって、気づいたら本や教科書と顔の距離が近づいているといった人は、近視の進行を食い止めるために、ぜひ取り入れてみてください。

まず、寝っ転がって本を読んだりスマートフォンを見たりするのは、いい習慣とはいえません。そんな姿勢では、どうしても本やスマホと目の距離が近くなるからです。それを踏まえたうえで、次の姿勢改善に役立つ運動を習慣化するといいでしょう。

丸まった背筋を矯正！「肩回しトレーニング」

背筋がピンと伸びた、いい姿勢には複数の筋肉が関わっています。

お腹側の筋肉（腹横筋《ふくおうきん》など）も背中側の筋肉（脊柱起立筋《せきちゅうきりつきん》など）も、適度に強くなくてはいけません。また、単に強いだけでなく、体を支える筋肉が凝り固まっておらず、しなやかであることも重要です。

とはいっても、すべてをいっぺんに改善するのは難しいので、まずは2つの筋肉にアプローチしてみましょう。

1つは鎖骨の下側にある「**小胸筋**」という筋肉です。この筋肉が硬くなると肩が内側に巻かれるような感じになり、結果的に猫背になりがちです。特にデスクワークが多い人に起こりやすい現象です。

もう1つは背中上部の左右で、肩甲骨を覆うような形になっている「**僧帽筋**」とい小胸筋と僧帽筋を同時にほぐす！「肩回しトレーニング」

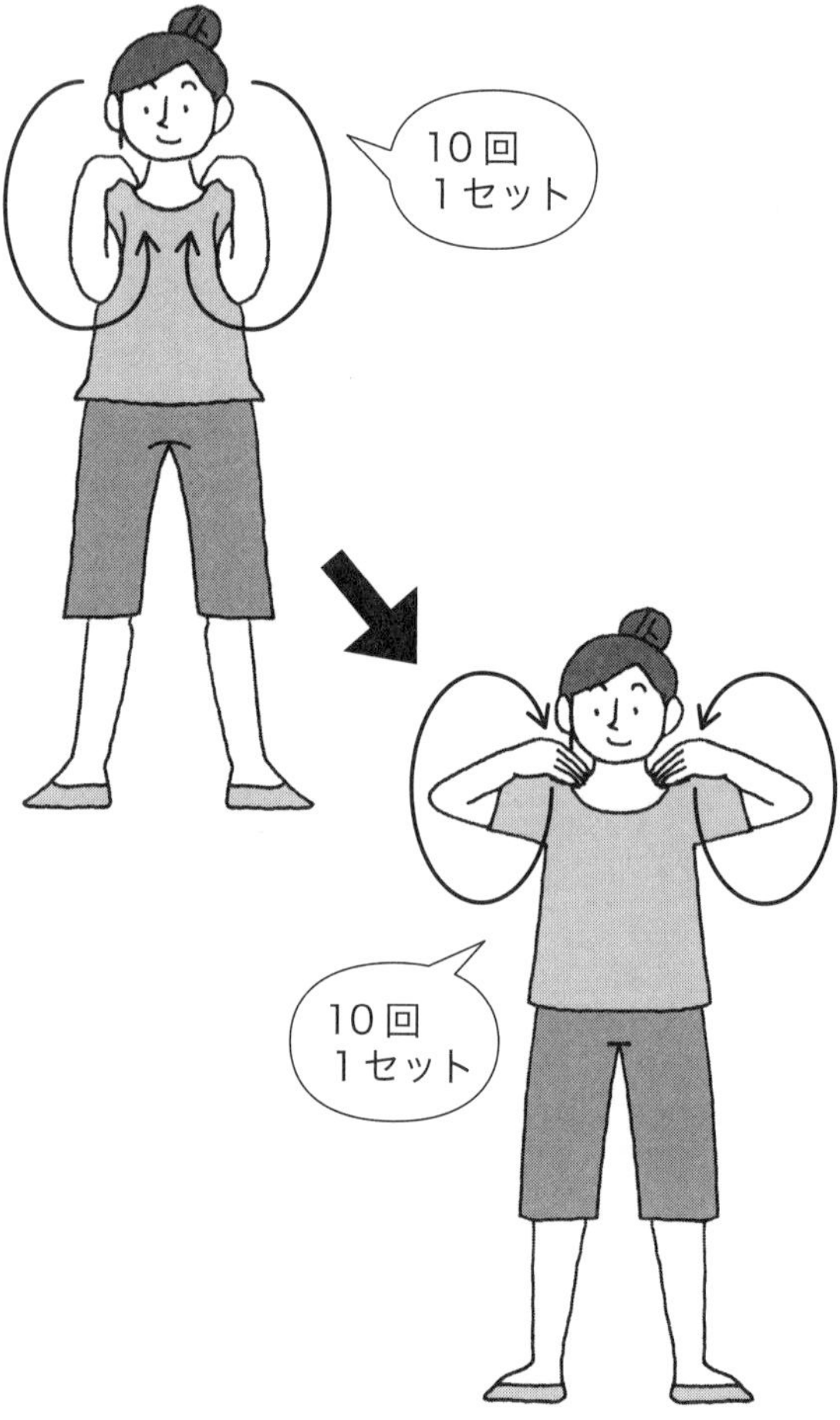

う筋肉です。この筋肉が衰えたり硬くなったりすると、背中をピンと保つことができません。やはり背中が丸まって猫背となるわけです。

この**肩回しトレーニングには、肩を大きく回すことで小胸筋と僧帽筋を同時に動かし、ほぐす効果があります。**特にデスクワークなどで小胸筋と僧帽筋がガチガチに硬くなり、猫背になっている人には効果的でしょう。

実践法

右手を右肩、左手を左肩に乗せ、肘先で空中に大きく円を描くように腕を回します。

まず前回しで10回、次に後ろ回しで10回。これを1セットとして、1日1セット行ないます（痛みが出ない範囲で、何度行なってもかまいません）。

上半身を支える力をアップ！「背筋トレーニング」

猫背の一因は背筋の弱さですから、背筋を鍛えるトレーニングも姿勢改善効果が期待できます。

うつ伏せになり、腰が反らないように気をつけながら、両手と両脚を、ゆっくりと、これ以上は上がらないというところまで上げていきます。10回を1セットとして、1日1セットを目安に行なってください。

注意点は、両手両脚を上げることに夢中になりすぎると腰が反り、姿勢改善に重要な上部背筋の力が抜けてしまうことです。腰に負担がかかって腰痛になる可能性もあります。

あくまでも腰が反らない範囲で、できるだけ両手両脚を上げるようにしてください。

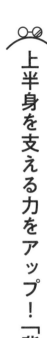

無理なく筋力アップ！「背筋トレーニング」

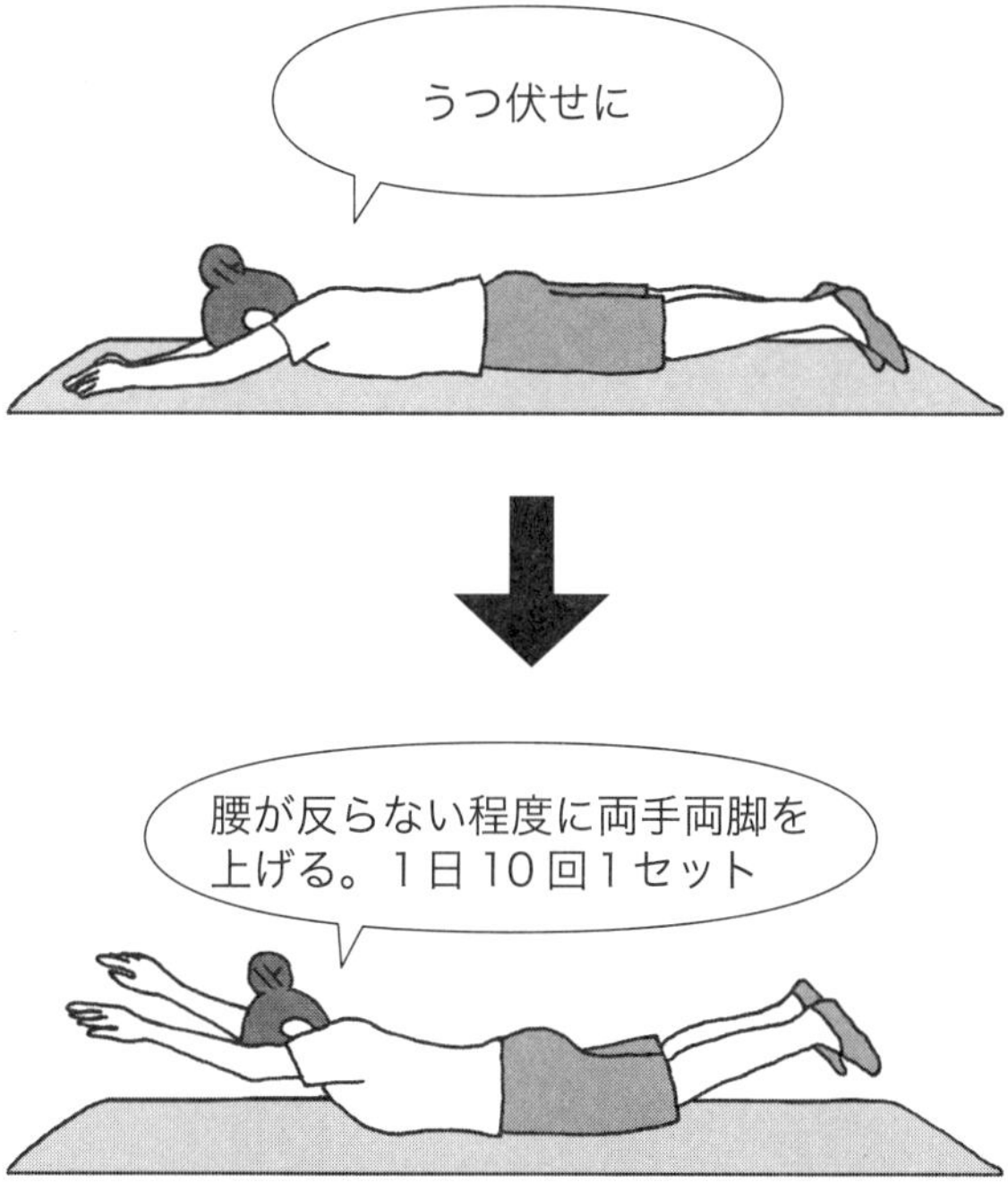
うつ伏せに
腰が反らない程度に両手両脚を
上げる。1日10回1セット

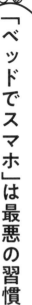

「ベッドでスマホ」は最悪の習慣

目を疲れさせる原因の中で、もっとも大きいのは「光」、特にブルーライトです。

ブルーというからには「青い光」にだけ気をつければいいと思いがちですが、白い光にも青色は含まれています。太陽光にもＬＥＤにもブルーライトは含まれています。

光は、波長によって色が変わります。虹の７色でもある赤・橙・黄・緑・青・藍・紫は「可視光線」、つまり目に見える光です。

では、このうち青だけが注目されるのはなぜでしょうか。それは、青色のエネルギーが強いからです。**適時、適量ならば問題ありませんが、不適切なタイミングに大量に浴びると、目にダメージを与えるのです。**

特に夜、暗い部屋のベッドの中でスマートフォンを見るのは、目にとって非常によくありません。

暗いところでは目の瞳孔が開きます。私たちは、目に光を取り入れることで物を見ています。暗いところで瞳孔が開くのは、物を見るために、できるだけ多くの光を取り入れようとするためです。

そこで光の中でも特に強いブルーライトに照らされたら、どうなるでしょう。ただでさえ多くの光を取り入れようとしているわけですから、ものすごい量の光が目に入ることになります。日中、明るい場所でスマートフォンを見たときよりも、ひどいダメージを受けることになるのです。

このように、夜、暗い中でスマートフォンを見るのは目の健康にとって論外の習慣なのです。

就寝時に光の刺激が入ると入眠の妨げになり、熟睡できない、夜中に何度も目が覚めるなど睡眠の質の低下にもつながります。

先ほどブルーライトは目をもっとも疲れさせる光であるといいましたが、だからといってブルーライトを悪者扱いするのは早計です。というのも、「朝、目覚め、日中は活動し、夜には眠くなる」という私たちのバイオリズムにはブルーライトが関わっているからです。

朝、ブルーライトを含む日光を浴びると、「セロトニン」という神経伝達物質が分泌されます。セロトニンには幸福感を生むなどの作用がありますが、もう1つ、夜、暗くなると分泌される「メラトニン」という入眠ホルモンの材料になるという重要な役割があります。

つまり、朝にブルーライトを浴びなければセロトニンが十分に分泌されず、セロトニンが十分に分泌されなければ夜、メラトニンが十分に分泌されない。そしてメラトニンが十分に分泌されなければすんなりと入眠できず、睡眠の量も質も低下してしまうのです。

具体的には、メラトニンが足りないと睡眠のリズムが崩れる、眠りが浅くなる、夜中に何度も目が覚めるなどの睡眠障害が起こります。

日の出とともに起き出して活動し、日の入りとともに休む、というバイオリズムで暮らすことを、人類は何万年と続けてきました。

夜になっても煌々《こうこう》と明かりを灯し、さらにはブルーライトを発するスマートフォンやパソコンを見ているなど、ここ数十年の話です。古来の遺伝子の仕組みをインストールして暮らしている人類の体は、これほどの大きな変化に対応しきれていません。

メラトニンの分泌には「闇」も必要不可欠です。朝に天然のブルーライト（日光）を浴びることは重要ですが、夜に人工的なブルーライトを浴びるというのは、メラトニンの分泌を妨げ、睡眠障害を引き起こすということなのです。

良質な睡眠が健康の要であることは、いうまでもありません。熟睡できなければ、目の疲れも解消しません。目のためにも全身のためにも、やはり「就寝時はスマートフォンを見ない」と決めてしまいましょう。

「よく見える目」をキープする暮らし方

「代々、遠視の家系なんです」

「母が強い近視なので、私も近視になりました」

こんなふうに話す人がよくいますが、目の不具合が起こるかどうかは、遺伝だけで決まるわけではありません。

もし遺伝がすべてなら、近視の人の遠い先祖も近視だったということになってしまいます。しかし実際には、江戸時代や明治時代で近視になる人は、現代よりもはるかに少なかったはずです。

となると遺伝以上に影響していると考えられるのは、生活環境や生活習慣の変化でしょう。ふと周囲を見渡してみても、私たちは目にストレスを与えるものに多く囲まれ、目にストレスを与える習慣を多く続けながら暮らしています。

つまり、できるところから生活環境や日常習慣を見直すことで、近視を予防する、あるいは近視の進行をなるべく遅らせたりすることは可能なのです。

ここでは、日常的に実践できる方法を2つご紹介しておきましょう。

1つは、日中、一定時間を屋外で過ごすこと。

毎日2〜2・8時間以上、外で遊んでいる子どもは近視になりにくいというデータがあります。[5]

ただし大人の場合、2時間も屋外で過ごすというのは、なかなか難しいと思います。時間にはあまりこだわらずに、ちょこちょこ屋外で過ごす機会を増やすように心がけるだけでも、何もしないよりはずっといいでしょう。

昼休みに公園を散歩する、それ以外の時間帯にも5分でも10分でも会社や家の外に出て、少し周辺を歩き回るなどです。

もう1つは、定期的に遠くを見ることです。

ある研究では、30cm未満の距離で物を見ている人と、30cm以上の距離で物を見ている人とでは、前者のほうが2・5倍近視になりやすいことがわかっています。[6]

近くばかりを見ていると、目は、毛様体筋を緊張させ、近くにばかりピントを合わせることになります。次第にそれがクセになると、遠くにピントを合わせられなくなる。これが近視です。

ですから、近視を予防したり進行を遅らせたりするには、遠くを見る時間を意識的に設けることが効果的と考えられるのです。特に細かい手作業やデスクワークが多いなど、放っておくと近くばかり見ている人は、この習慣を取り入れるといいでしょう。

たとえば、仕事や家事が一段落したときに、窓の外の景色を眺めるなども行ないましょう。その余裕すらないときは、つい間近で見がちなパソコン画面や本、新聞などを30㎝顔から離すだけでもかまいません。

STEP4

一生、イキイキとした目で過ごせる暮らし方

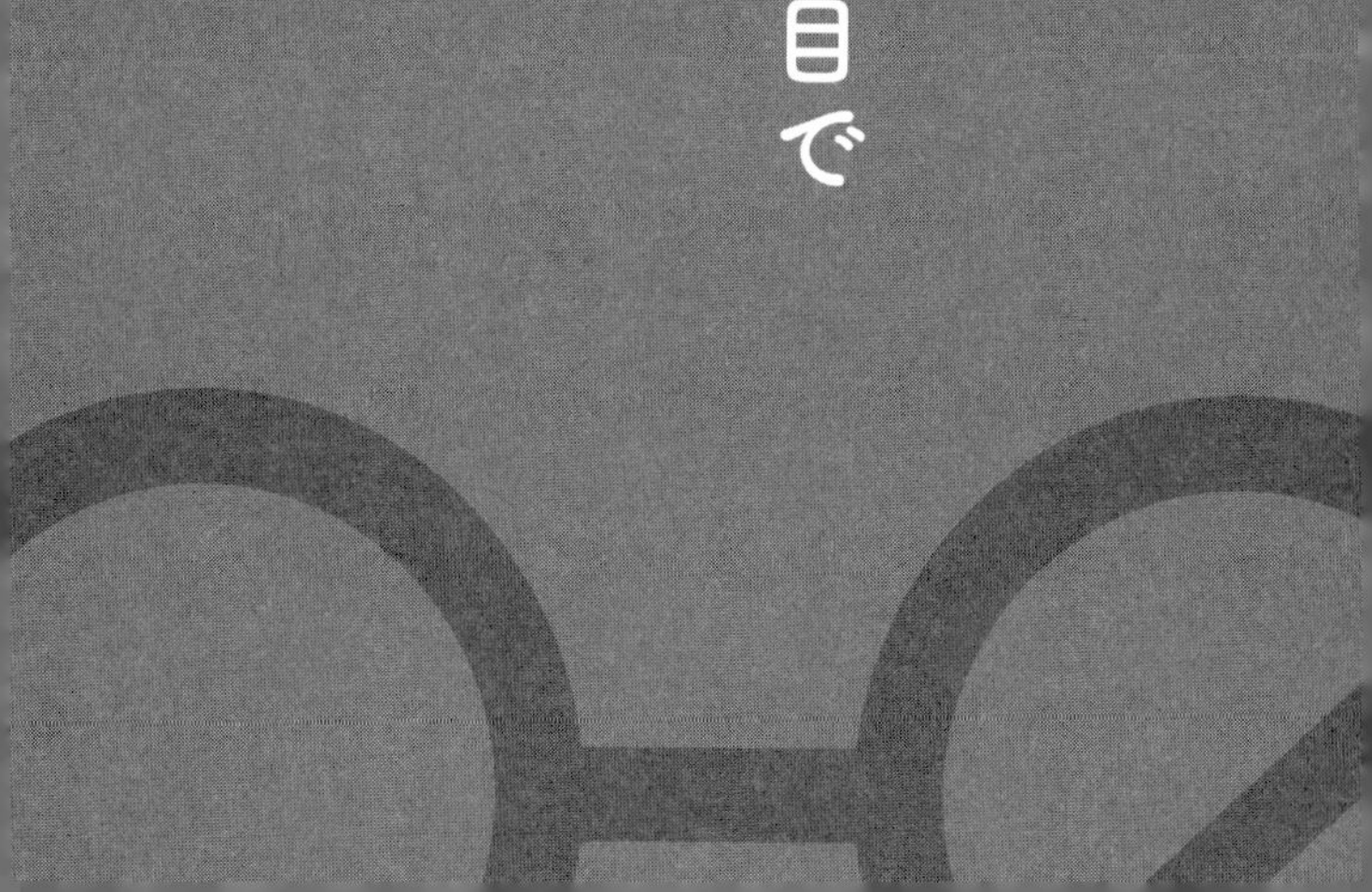

目は一番繊細な器官
――些細な刺激もダメージに

内臓は骨や筋肉、脂肪、皮膚などに包まれており、紫外線や強い光が当たることも、風にさらされることもありません。でも、目は外界の光を使って物を見なくてはいけないため、基本的にずっと外界に触れています。

まぶたを閉じれば覆うことはできますが、瞬間的にまばたきをする、眠る以外はずっと「むき出し」です。しかも目は透明な組織であり、非常にデリケートです。

たとえば、目を開けたまま顔面で扇風機の風を浴びたら、どうなるでしょうか。すぐに眼球の保護膜である涙が乾き、眼球は傷ついてしまいます。でも頬や額などには何も支障はありません。ウィンタースポーツで必ずゴーグルを着けるのも、雪に反射する強い光や風、雪のかけらなどから目を守るためですよね。

このように、**皮膚ならば問題にならないような刺激が、目にとってはダメージになります。それが目の不調や病気につながるのです。**だからこそ、日ごろから環境にも気を配り、目の健康をマネジメントしていきましょう。

「風」と「光」で目が傷つく

外界の刺激による目のダメージは、どれくらい回復可能なのでしょうか。

目の表面にある角膜の傷は、場合によっては夜も眠れないほど強い痛みが生じるものの、数日のうちに回復します。水晶体に問題が起こった場合は、手術をすれば、ある程度までは回復します。しかし網膜のダメージは、残念なことに回復はきわめて困難です。

日ごろから目をぶつけない、こすらない、あるいは目にゴミなどが入らないように気をつけるのは当然の話として、ほかに注意したいのは風と光の刺激です。

先ほども触れたように、眼球に風を浴びるとあっという間に涙が乾いてしまいます。涙は目の保護膜ですから、涙が乾くと眼球が傷つきやすくなります。

そこで室内の環境を思い浮かべてみると、エアコンには工夫の余地ありでしょう。ほこりなどが舞って目に入らないよう、エアコンの風量を抑えます。さらに風が目に当たらないよう、風向きを変えたり、眼鏡で目を守ったりするのもいいでしょう。

また、光が目のレンズ部分である水晶体を通り、網膜で焦点を結ぶことで、私たちは「見る」ということができるのですが、**あまりにも強い光を浴び続けると水晶体が濁ります。これが白内障の原因となります。**

加えて、強い光は網膜を傷つける可能性もあります。

よく太陽を直視してはいけないといわれますよね。日食を観測するときにも、必ず、黒いフィルムを貼り付けた日食グラスをかけます。これも、太陽の非常に強い光を直《じか》に浴びると網膜が焼けて、視力に問題が起こるからです。

今、「網膜が焼ける」といいましたが、これは決して比喩的な表現ではありません。

実は「どれほど注意喚起しても、日食の後は網膜に問題が起こっている患者さんが一定数、来院する」というのは〝眼科医あるある〟です。そこで目の検査をしてみると、まるで絨毯についたタバコ痕のように、はっきりと網膜に焦げ痕が見て取れるのです。

これは極端な例としても、私たちは常に光を浴びています。現代人のライフスタイルではなおのことです。

近年では、スマートフォンやパソコンのブルーライトの弊害がかつてよりも知られるようになりました。たしかに**電子機器のブルーライトは浴びすぎないほうがいいのですが、もっとも避けたいのは紫外線です。**

強い紫外線が目に当たり続けると、水晶体が白く濁る白内障や、白目が黒目に侵食する「翼状片《よくじょうへん》」といった不調が起こる可能性があります。網膜や黒目が傷つくこともあります。

紫外線はシミやシワの元にもなるため、特に女性は日常的に日焼け止めを使っているかと思います。でも目に日焼け止めを塗ることはできませんね。

目を紫外線から守るには、紫外線カット加工を施した眼鏡やコンタクトレンズをおすすめします。現時点で視力が落ちていない人も、ぜひお気に入りの伊達《だて》眼鏡をつくり、屋外に出る際には着用してください。

視力を守るスマホとの付き合い方

スマートフォンは目に悪い。そういうイメージはすでに一般的かと思いますが、かといってスマートフォンをいっさい使わないというのは非常に難しいですよね。

スマートフォンはとても便利なツールです。私も毎日、使っています。そのメリットをいっさい無視して「スマホを使うな」なんていうのは理不尽でしょう。問題はスマートフォンを使うかどうかではなく、どう使うかなのです。

いい使い方をすれば、**目へのダメージを最小限に抑えつつ、スマートフォンのある生活を続けることができます。**

その方法をお話しする前に、そもそもなぜスマートフォンが目にダメージを与えるのか、主な理由を2つ説明しておきましょう。

1つは光です。考えてみれば、私たちは、「光を発しているもの」を直接見る、ということがあまりありません。太陽の光も部屋の照明も頭上から「浴びる」ものであり、目で「見る」ものではありませんよね。

ところが、スマートフォンは、光を発している画面を直接見ます。そういう意味ではテレビやパソコンも同様ですが、目からの距離が近く、しかもトータルで見ている時間が長いのは、やはりスマートフォンでしょう。

実際、とりたてて見る必要もないのに、手持ち無沙汰だからと何となくスマートフォンで延々とSNSを流し見してしまう、という人はきっと多いはずです。

つまり、スマートフォンが目にダメージを与えるのは、スマートフォンの光が特に有害だからではありません。スマートフォンは間近で見るものであり、なおかつ見ている時間が長くなりがちだからなのです。

そう考えると、目へのダメージを抑えるスマートフォンの使い方も見えてくるのではないでしょうか。

一番心がけたいのは、必要以上にスマートフォンを見ないこと。

特にベッドに入ったらスマートフォンはいっさい見ないと決めたいところです。

１３３ページでもお話ししたことですが、入眠ホルモンであるメラトニンが分泌されるには「闇」が必要です。そこへスマートフォンの強い光の刺激が入ると、メラトニンが十分に分泌されず、なかなか寝付けなくなってしまいます。

これが睡眠の質の低下につながり、本来は眠っている間に癒やされるべき目の疲れも翌日に繰り越すことになるのです。

ベッドで本を読む習慣のある人は、一番いいのは紙の書籍を読むことです。電子書籍を読みたい人は、スマホの電子書籍アプリではなく、Kindleペーパーなどの専用デバイスを使うといいでしょう。[7]

スマートフォンやタブレットと電子書籍専用デバイスとでは、何が違うのかと思っている人もいるかもしれません。

たしかに見た目は似ていますが、「発光している方向」がまったく違うのです。スマートフォンやタブレットは「見る人に向かって」発光していますが、電子書籍専用デバイスは、実は「表示されている文字に向かって」発光しています。

つまり電子書籍専用デバイスは、いわば「本に書かれた文字に光が当たっている」という紙の書籍と同様の見え方になっているのです。目によくないのは「光を直視すること」ですから、電子書籍専用デバイスならば目の負担をかなり軽減できます。

そしてもう1つ、**スマートフォンを見る際には、なるべく目から離すこと。**テレビやパソコンほど離れることはできないかもしれませんが、心がければ、目から30㎝ほどは離した位置でも操作はできるはずです。

間近で見ることを防ぐために、大きめの画面のスマートフォンにするというのも1つの方法です。小さな画面では必然的に文字などが小さく表示され、つい間近で見たくなるものです。画面が大きいだけで、この点が解消されるというわけです。

スマホの明るさ、見る角度、使う時間に注意

さらに工夫したいのは、次の3点です。

1つは、スマートフォンの画面の明るさを調整すること。初期設定では明るさが最大の機種もあるようなので、自分で設定し直しましょう。目安は中レベルか、中レベルを少し下回るくらいです。

また、夜になると自動的に画面が暗くなったり、ブルーライトを抑えたりするように設定できる機種もあります。自分のスマホを、いかに目に負担をかけないようにカスタマイズできるか、色々と調べて試してみてください。

2つめは、スマートフォンを見る角度です。

「上目遣い」で物を見ると、下目遣いで見た場合の2倍ほども目を大きく見開くことになります。端的にいえば、上目遣いは下目遣いの2倍、目が乾きやすいということです。[8)]

スマートフォンを上目遣いで見ることなんてないと思ったかもしれませんね。これが起こりやすいのは、実は「寝そべった状態」でスマートフォンを見ているときです。

先ほども述べたとおり、就寝時にスマートフォンを見るのは避けていただきたいのですが、日中の休憩時間に、ちょっとゴロ寝してスマートフォンをいじることもあるでしょう。そんなときには、上目遣いにならないように気をつけてください。

そして**3つめは、連続してスマートフォンを見る時間は「60分以下」にすること。**

ネットやSNSを見ていると、つい時間を忘れてしまうということはありませんか？　また、最近はスマートフォンでネットフリックスやアマゾンプライムなどを利用して映画やドラマを観る、という人も多くなっています。

60分と聞くと長いように思えるかもしれませんが、意識せずにいると、意外とこれくらいの時間は平気で連続して見てしまうものなのです。長編映画ともなれば2時間、3時間というのもザラでしょう。

ですから、映画を2回に分けて見るとはいわないまでも、60分間ほど経ったら、せめていったんスマートフォンから目を離して遠くを見る。スマートフォンを60分以上、連続して使うのはかまいませんが、60分以上「見続ける」のは避けようということです。

以上でご紹介したスマートフォンの注意点は、もちろん、タブレットやパソコンにも当てはまります。これらについても、目から30㎝以上離す、光量を中くらい以下に調整するなどの工夫で、「光を発している物を直接見る」際のダメージを抑えていきましょう。

自宅勤務中にすべき正しいセルフケア

厚生労働省から、自宅等でテレワークを行なう際の作業環境が指定されていることはご存じでしょうか?

国民の健康を管轄する厚労省の指定ですから、それぞれ理に適っています。

そんな指定が国から出されているとは知らなかったという方も、今後のために、次のようにリモートワーク環境を整えるといいでしょう。目の負担を軽減するように配慮されている項目もあります。

・机上は３００ルクス以上
・気流が直接当たらない
・室温17～28℃
・湿度40～70％
・ディスプレイ照度は５００ルクス以下
・キーボードとディスプレイは分離する
・机・イスは高さが調整できるようにする
・ディスプレイに太陽光が入らないようにする

これらは、自宅で健康的に仕事をするために最低限、必要な環境上の条件ということです。この環境さえ整えれば無理を重ねてもいいということではありません。

リモートワークでは「就業時間」を区切るのが難しい場合も多いと思いますが、くれぐれも、仕事の時間と仕事以外の時間の境界線がなくならないように注意してください。

なかには、最低限の環境条件といわれても、これすら満たすのが難しいという人もいるかもしれません。

たしかに、リモートワークに切り替えるからといって、会社からデスクトップパソコンや仕事デスク、イスが支給されるケースは稀でしょう。支給されるとしても、せいぜいノートパソコンだと思います。

適切な高さに調整できる仕事デスクやイスがなく、今までは仕事などしていなかったリビングなどの環境でノートパソコンを広げて仕事をする。これだけで、先ほど挙げた厚生労働省の指定は満たされなくなってしまいますね。

ただ、何も意識しないままでは、どんどん目に負担がかかる仕事環境になりかねません。それに、以前のように気軽に外出できないご時世では、仕事以外でも、家でパソコンなどを見る時間は否が応でも多くなります。

コスト的な壁もあるとは思いますが、できる限り、目に負担のかからない環境を作りましょう。ポイントは次の４つです。

１つめは、イスと机の高さを調整すること。[9]

イスと机の高さのバランスが悪いと、姿勢が悪くなります。言い換えれば、モニターに対する体の角度が悪くなり、体に負担がかかります。これが結果として、無理に目を使うことにつながるのです。

たとえばイスが高すぎると、画面を上からのぞき込むような姿勢になります。すると画面と顔の距離が近くなり、目に過大な負担をかけることになります。

逆にイスが低すぎると、画面を下から見上げるようになります。これはこれで、ドライアイの原因になります。

ちょうどいいバランスの目安は、机の高さをイスの高さ＋座高の高さの３分の１－（４～６㎝）程度に調整すること。これを１つの参考値として、自分にとって体にも目にも負担のかからないベストバランスを探ってください。

目に優しいデスクワークのコツ

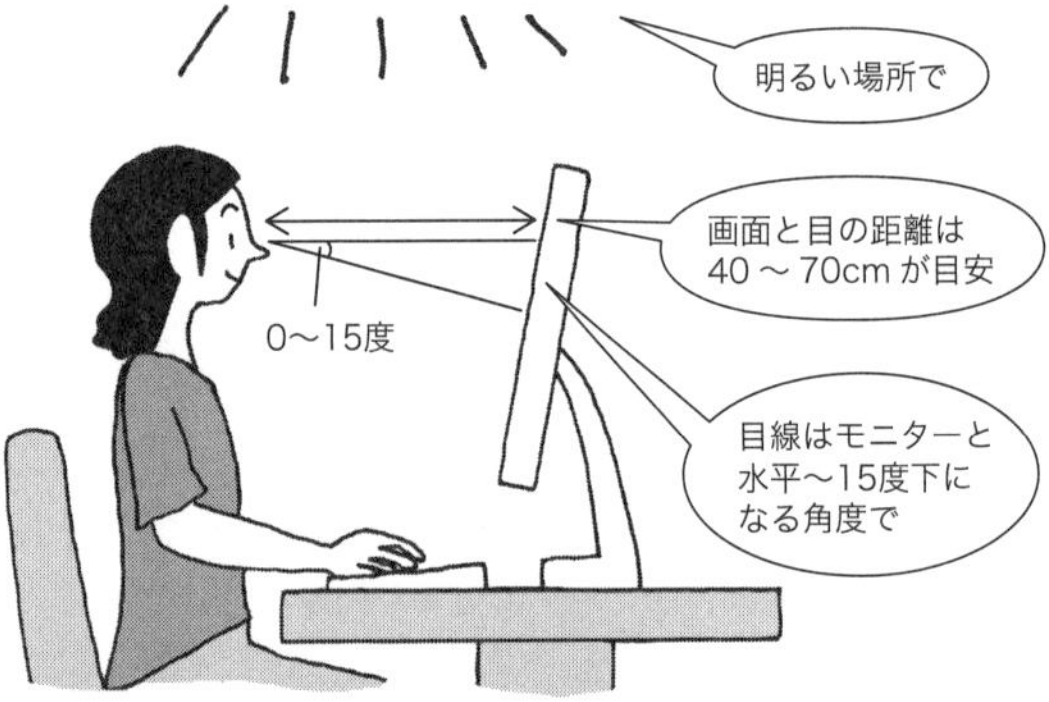
明るい場所で
画面と目の距離は
40 ～ 70cm が目安
0～15度
目線はモニターと
水平～15度下に
なる角度で

2つめは、上の図にあるようにモニターの上端が目線の水平～15度下になるくらいに、モニターと目線の位置関係を調整すること。

先に説明した机とイスのバランスと同じ考え方です。

このようにモニターと目線の位置関係を調整することで、モニターを上からのぞき込むような姿勢で顔と画面が近くなったり、逆にモニターを下から見上げるような姿勢でドライアイを招いたりすることを予防できます。

3つめは、60分ごとを目安に、仕事の手

を止めて目を休めること。

リモートワークになると、常に一人の環境で仕事をする人も多いでしょう。それだけ外界に煩わされず仕事に没頭できるというメリットもありますが、没頭しすぎる可能性もあるというのはデメリットです。仕事の手を止めるタイミングを逸しがちなのです。

特に集中力の高い人、真面目な人は、それ自体は素晴らしいことなのですが、このリモートワークの罠に陥ることが多いようです。強いて意識的に仕事の手を止め、遠くを見る、ホットアイやパームアイを行なうなど、目を休める時間を確保してください。

4つめは、机上の照明は300ルクス以上に調整すること。

今までは「明るすぎ」を避けたほうがいいという話をしてきましたが、日中の仕事環境では「暗すぎる」というのもよくありません。

明るい光が直接目に入ってくるのは、たしかに目の負担になります。ただし環境光、つまり目に直接入ってくるわけではなく、周囲の物に反射して間接的に入ってくる光は、一定以上の明るさがあったほうがいいのです。

目には、「杆体《かんたい》」と「錐体《すいたい》」という大きく2種類に分かれる細胞があります。杆体細胞は暗い状況で能力を発揮します。ただし、ぼんやりと物の像を捉えるのみで、物を細かく見たり、色合いを判別したりする力は高くありません。暗闇を歩くときを思い浮かべてみるとわかるでしょう。

一方、錐体細胞は明るいところで力を発揮します。つまり**一定以上の環境光がなくては、錐体細胞が十分に働けず、私たちは物を細かく見ることも色合いを判別することもできないのです。**


そして最後、**5つめは、湿度を40~70%に調整することです。**

パソコンなどの作業をしていると、自然にまばたきの回数が減ります。このとき周囲の湿度が低かったら、目の水分はどんどん失われてしまいます。目を酷使し、まばたきが減りがちな仕事環境では湿度にも気を配り、目の乾燥を防ぎましょう。

春夏秋冬、目のリスクは季節ごとに違う

目は、一般的に思われている以上に環境変化の影響を受けやすい器官です。

季節の変化も、目にとって大きな環境変化です。そこで目の健康の維持、向上のために、季節ごとに気をつけたいことを次にまとめました。

春

春に気をつけるべきことは、花粉症です。

くしゃみ、鼻水、目のかゆみ、目ヤニなどが花粉症の代表的な症状ですが、**鼻の症状に比べると、目の症状は放置されがちです。**とにかく鼻の症状がつらいから耳鼻科に駆け込む、という人が多いようなのです。

ただ、診療科目は耳鼻咽喉科と眼科とに分かれてはいますが、実際には目と鼻はつながっています。鼻が楽になれば目も楽になり、目が楽になれば鼻も楽になるという

相互作用が起こります。

耳鼻科だけといわず、眼科にも同時にかかるようにすれば、花粉症の症状が総合的に軽減されるというわけです。

また、お子さんがいらっしゃる方にとっては、春は、学校の健康診断に気をつけたい季節でもあります。健康診断には必ず視力検査がありますね。検査結果はA、B、C、Dに分かれますが、問題は、これらの判定をどう捉えるかです。

A判定は視力1・0以上ということ。これは何も異常なしと考えて間違いありません。続いてB判定は視力0・7〜0・9、C判定は0・3〜0・6、D判定は0・2以下ということなのですが、どこからが追加検査を要すると思いますか？　C判定やD判定だと思ったかもしれませんが、実はB判定なのです。

B判定だと、「ほぼ1・0だから問題ない」と思いがちです。しかし、視力というのは「眼鏡をかけて1・0以上見えないと問題」であり、B判定でも、何らかの病気のサインが現れている可能性があります。

たとえば子どもの目の症状に「弱視」というものがあります。これは視力が正常に育っていないということです。早期に治療を始めれば1・0まで伸ばせる可能性は十分ありますが、成長期を過ぎた後からでは治療できません。

B判定でも、眼科で詳しい検査を受ける必要がある。これは、まだ小さなお子さんを持つすべての親御さんに、ぜひとも覚えておいていただきたいことなのです。

さらに、春は新しい生活が始まる季節ということで、心機一転、コンタクトレンズを使い始める人も多くなります。

コンタクトレンズ選びで注意したいのは「含水率」「酸素透過率」「素材」の3点です。

含水率とは、コンタクトレンズがどれくらい水分をまとっているかという数値です。コンタクトレンズの広告には「潤い加減」をアピールしているものが多く見られます。そうした売るための一方的なメッセージではなく、実際に自分が着けてみたときの着け心地と、確かな数値である含水率で選びましょう。

こう言うと、**おそらく大半の人が含水率の高いものを選んだほうがいいと考えると思いますが、実は逆です。**含水率が高いコンタクトレンズは、目の天然の水分を吸い取ってしまうため、かえって目が乾きやすくなるのです。

つまり含水率の低いコンタクトレンズのほうが、目の水分を保てるということです。

酸素透過率とは、コンタクトレンズがどれくらい酸素を通すかという数値ですが、これが目への優しさの指標になります。目は外界からも酸素を取り入れています。酸素透過率が低いコンタクトレンズでは、目は「酸欠」になってしまいます。

そして最後の素材は、酸素の透過率の高い「シリコンハイドロゲル」がおすすめです。

まとめると、コンタクトレンズは「酸素透過率の高いシリコンハイドロゲル素材で、含水率が低く、自分の着け心地がいいもの」を選べば間違いないということです。

夏

紫外線が強くなる夏は、目にとって過酷な季節です。

肌が日焼けするように、目も紫外線を浴びすぎると日焼けのような状態になります。たとえば、砂浜など照り返しの強いところで一日中遊ぶと、目が痛くなったり充血したりしますね。これなどは、まさに目が紫外線のダメージを受けているという代表例です。

特に近年の日差しの強さは異常といってもいいくらいですから、誰もができればサングラス、せめてUVカットの眼鏡をかけるのが好ましいです。

真っ黒なもの、茶色っぽいもの、グレーっぽいものと、サングラスのレンズの色合いはさまざまですが、**紫外線カット率はレンズの色では変わりません。なぜなら、紫外線は可視光線（目に見える光線）ではないからです。**

真っ黒でも紫外線カット率が低いものもあれば、色が薄いのに紫外線カット率が高いものもあります。

ここで見るべきは色ではなく、どれくらい紫外線カット加工が施されているかです。サングラスには、たいてい紫外線カット率が明記されています。色合いではなく、この数値で選びましょう。

もし、サングラスなしで長時間、屋外にいてしまい、目がジンジンするなどの症状が現れたら、目を冷やして目薬を差します。これは紫外線によって眼球が炎症を起こしているというサインですので、温めてはいけません。

秋

食欲の秋、運動の秋、読書の秋といわれますが、こと目の健康という点で気をつけたいのは、やはり読書の秋です。**紙の本であれ電子書籍であれ、長時間、本を読み続ければ、それだけ目はダメージを受けます。**

今までにも指摘してきたことですが、60分ごとを目安に目を休めること。

どれほど先が気になっても、いったん本から目を離したり遠くを見たりする。あるいはホットアイやパームアイを行なう。こうして目を休めてから、また本の世界に戻るようにしてください。

冬

冬は一年のなかでもっとも空気が乾燥する季節であり、日差しが強い夏と並んで目にとっては過酷な季節です。

ただでさえ空気が乾燥しているうえに、エアコンでさらに乾燥します。

エアコン、パソコン（スマートフォン）、コンタクトレンズの「３つのコン」は、ドライアイを加速させる3大要因といわれているのですが、なかでも目を乾燥させるのはエアコンです。

つまり、ただでさえ空気が乾燥している上にエアコンも必要になる冬は、特にドライアイに気をつけるべき季節といえます。

同じ暖房器具でも、オイルヒーター、ホットカーペット、床暖房は、あまり空気を乾燥させません。石油ストーブに至っては乾燥させないどころか、石油を燃やす際に水分が生じるため、窓に結露が生じるくらい湿度が上がります。

やはり、もっとも要注意なのはエアコンです。

もちろんエアコンを使わないというのは難しいのですが、できる工夫はあります。**エアコンをつけるときには、加湿器を稼働させる、湯を張った桶を置くなどの乾燥対策をしてください。**冬の乾燥対策は、美容に影響する肌の乾燥、風邪を引きやすくなる喉の乾燥などのほかに、ドライアイの予防にもつながるということです。

STEP5

よく見える目になる食べ方

あらゆる抗酸化物質を食べるのが、よく見える目の要

私たちの体は「食べたもの」でできています。

健康的な食事を続ければ、体も健康になる。食生活を見直すというとダイエットのため、あるいは糖尿病や高血圧を軽減するため、というイメージが強いかもしれませんが、もちろん目の健康も食事に大きく左右されるのです。

では、どういう食事をすれば目の健康につながるのでしょうか。

まずいえるのは、**「抗酸化作用のある物質」を取ろうということ、それには「野菜をふんだんに食べよう」ということです。**野菜には抗酸化物質がバリエーション豊かに含まれており、それが目の健康にも寄与するのです。

抗酸化作用とは、細胞の酸化を軽減するというもの。私たちは空気を吸い込み、体内で酸素を取り出して全身にいき渡らせています。酸素は細胞内でのエネルギー産生

に必要不可欠なのですが、酸素の一部は「活性酸素」という物質に作り変えられます。

活性酸素は細胞内での情報伝達、免疫の維持、代謝を調整するなど、体の生命維持機能に重要な役割を果たしています。しかし問題は、過剰に発生した活性酸素は細胞を傷つけること。俗にいう「サビ」ですね。実は老化も活性酸素の仕業です。

活性酸素には、このようなデメリットがあるため、もともと体には活性酸素を適宜、除去する機能が備わっています。

ところが、さまざまなストレスに囲まれて生きている現代人の体内では、体の処理機能を超えるほど大量の活性酸素が生じていると考えられています。外的ストレスは、活性酸素を大量に発生させる要因の1つだからです。

現代人は、体本来の機能だけでは活性酸素を処理しきれなくなっている。とすると、外から「助っ人」に来てもらうしかありません。そこで**心強い助っ人になってくれるのが、天然の抗酸化物質を多く含む野菜なのです。**

活性酸素の害は細胞を傷つけることですから、当然、目にも及びます。現代人は、往々にして野菜不足といわれているため、どれだけ「野菜を食べよう」と心がけても取りすぎるということはないでしょう。

「これさえ食べていれば目がよくなる」というような話を期待していた人は、「なんだ、そんな当たり前のことか」と少しがっかりしたかもしれませんね。

しかし、目の健康のみならず、「これさえ食べれば健康になれる」というものなど存在しません。食事でもっとも重要なのは栄養バランスであり、何か1つの食品ばかりを取り続けて栄養が偏れば、いつか必ず健康を損ねることになるでしょう。

栄養バランスに気をつける。不足しがちな野菜を毎日、意識的に取る。こうした当たり前のことが、目の健康維持にとっても一番重要なのです。

いい油を取ろう——DHAとEPA

DHA（ドコサヘキサエン酸）とEPA（エイコサペンタエン酸）は、抗酸化作用

主要な抗酸化物質リスト

抗酸化物質	多く含む食品
DHA（ドコサヘキサエン酸） EPA（エイコサペンタエン酸）	イワシ、サバ、アジなど
アントシアニン	ぶどう、ナス、シソなど
βカロテン	にんじん、ほうれん草、ピーマンなど
イソフラボン	大豆など

のあるn－3系脂肪酸で、イワシやサバなど青魚に多く含まれます。

よく**「健康のために魚を食べよう」といいますが、それは目の健康維持においても同じです。**

それは、n－3系脂肪酸に抗酸化作用があるからだけではありません。実はn－3系脂肪酸はマイボーム腺から分泌される油の質を高め、特にドライアイに効果的とされているからです。

体に必要な必須脂肪酸には、もう1つ、n－6系脂肪酸という種類もあります。

n－3系は炎症を沈静化し、n－6系は

炎症を促進するというように、正反対の作用があります。

どちらも必要な脂肪酸なのですが、現代ではn－6系脂肪酸の「取りすぎ」が問題視されています。調理に使われるサラダ油などにはn－6系脂肪酸が多く含まれているためです。

また、インスタント食品やスナック菓子など、いわゆるジャンクフードには「トランス脂肪酸」という体に悪い油が多く含まれています。

涙の成分の一定割合は油ですから、普段、摂取する油の質は、そのまま涙の質を左右するといえるのです。特にドライアイの人、目の疲労感が強い人をはじめ、目の健康を願う人はみな、より意識的に魚を食べるといいでしょう。

ほうれん草で目を光から守る「ルテイン」をチャージ

ルテインは濃い黄色の栄養素であり、強い抗酸化作用があります。

先ほど、野菜などに含まれるさまざまな抗酸化物質を挙げましたね。では、なぜここでルテインを個別にご紹介しているかというと、これがとりわけ目にいいことが数々の研究で明らかにされているからです。

ルテインは体のなかでも特に目の奥の「黄斑」と、レンズの役割をもつ水晶体に多く存在する栄養素です。ルテインが不足すると、失明する可能性もある「加齢黄斑変性」や白内障になるリスクが高くなります。

黄斑は主に光のダメージから目を守る役割を果たしていますが、それはルテインが外界から入った光を吸収してくれるからです。

そのため、ルテインは「天然のサングラス」とも呼ばれています。私たちが太陽の下で活動しても失明しないのは、ルテインのおかげといっていいでしょう。

しかし40代を過ぎると、徐々にルテインが減って黄斑の機能が落ちていきます。特に40代以降は、ルテインを積極的に取ると黄斑の機能維持に役立ち、目のダメージを抑えることにつながるでしょう。その他、白内障、老眼など、目の老化現象の低減効果も期待できます。

実際、ルテインを含むマルチサプリメントが、目の病気に対してどれくらいの効果を発揮するかを研究したＡＲＥＤＳ（アメリカ）では、加齢黄斑変性症の発症を抑制し、その他の目のダメージも軽減されるということがわかっています。

私も大学病院でルテインの研究に携わりました。

白内障の手術後の一定期間、目は少なからずダメージを受けます。それをルテインで軽減することはできるだろうか、というのが研究の主眼でした。[10]

そこで、白内障手術を受けた患者さんを2つのグループに分け、片方にはルテイン、もう片方には偽薬を、手術前１か月～手術後６か月の合計７か月間、飲んでもらうという臨床実験を行ないました。

被験者である患者さんたちはもちろん、実験者である私自身も、どちらのグループがルテインを飲んだのか知らされません。

さて、結果はどうだったか。手術後半年が過ぎてから患者さんたちの目を検査してみた結果、片方のグループの患者さんたちのほうが、もう一方のグループの患者さんたちよりも明らかに黄斑の状態がよかったのです。

もう想像がついていると思いますが、黄斑の状態が良好だったのはルテインを飲んだ患者さんたちでした。

この実験を行なう前、正直、私はルテインの効果に少し懐疑的でした。ところが蓋を開けてみると明確な効果が見て取れたので、非常に驚いた記憶があります。

ルテインを多く含むのは、キク科のマリーゴールドです。中国では古来、目にいい漢方として重宝されており、花を煮出したお茶を飲む習慣もあるようです。

マリーゴールド以外にルテインが豊富な食品は、意外かもしれませんが、ほうれん草、ゴーヤ、ケールなど「濃い緑の野菜」です。おそらくルテインの濃い黄色と葉緑素が混ざって、あのような濃い緑色になっていると考えられます。

煮出して飲むマリーゴールドは日本では一般的ではありませんが、こうした濃い緑色の野菜ならば日常的に食べることができますね。

なおルテインは、「1日に10mg」取るといいとされています。10mgのルテインというと、ほうれん草では2〜3株。そう聞くと多いと感じた人もいるかもしれませんが、火を通せば、かなり小さくなります。一度の食事でも無理なく食べられる量でしょう。ルテインは油に溶けやすいので、油で炒めるなど脂質と一緒に取ると、より効果的です。

すでにルテインが不足していると仮定し、最初は7〜14日間、毎日、10mgのルテインを取ることが理想です。難しければ、2日に1日でもかまいません。その後は週に最低2〜3回のペースで取り続けます。

ちなみに体内で余ったルテインは排泄《はいせつ》されます。限度はあるものの過剰はあまり心配しなくてよいです。

目の健康度を上げる最強トリオ「ビタミンエース（ACE）」

ビタミンは全般的に重要なのですが、特に覚えておいていただきたいのは「ビタミンA、C、E」の3つです。まとめて「ビタミンエース（ACE）」と呼ばれることもあります。

ビタミンAは、目の「視細胞」をつくるものです。

かつて人々の栄養状態があまりよくなかったころは、ビタミンA不足によって「鳥目」（夜盲症）になる人が多くいました。視細胞の機能が弱くなることで、夜など暗いところで目が見えにくくなってしまうのです。

では、食べものが豊富にある現代ならば、ビタミンAが不足する心配はないかというと、そうとはいえません。偏食や極端なダイエットをすれば、ビタミンAのみならず、いつ栄養不足になっても不思議はありません。

ビタミンエース（ACE）が含まれる主な食品

種類	食材
ビタミンA	ウナギ、鶏・豚・牛レバー、にんじん、かぼちゃなど
ビタミンC	ピーマン、ブロッコリー、キウイフルーツ、ゴーヤなど
ビタミンE	ナッツ類、魚介類、油脂類など

2つめのビタミンCは、強力な抗酸化物質の一種です。抗酸化物質が、どうして目の健康に寄与するのかは、すでにお話ししましたね。

そして**3つめのビタミンEは、目の細胞膜の合成に欠かせないビタミンです。**

ビタミンAはウナギ、鶏・豚・牛レバーや、にんじん、かぼちゃなどのオレンジや黄色の野菜などに多く含まれます。

ビタミンCは、ピーマンやブロッコリー、キウイフルーツ、ゴーヤなどに多く含まれます。

「野菜をふんだんに食べよう」ということ

が、ここでもいえるわけです。

また、ビタミンEはナッツ類や魚介類、油脂類などに多く含まれます。

濃い緑や赤やオレンジなど色とりどりの野菜に、アーモンドをトッピングしたサラダなどは、目にうれしい栄養素をまとめて補給できる最強のメニューといえますね。

「ブルーベリーは目にいい」は本当か？

目の健康というと「ブルーベリー」を思い浮かべた人も多いのではないでしょうか。

私自身もよく耳にする話ですが、**結論からいえば、とりたててブルーベリーがいいというわけではありません。**

そもそも、なぜブルーベリーが目にいいといわれるようになったのでしょう。ブルーベリー由来のサプリのコマーシャルなどで、有効成分として「アントシアニン」が謳《うた》われているのを見たことはありませんか？

アントシアニンは、抗酸化物質の一種です。

先ほどお話ししたとおり、抗酸化物質は、細胞を傷つける活性酸素の除去に役立ちます。

これは、すでに受けたダメージを消去するというよりは、日々のダメージを最小限にするといったほうが的確でしょう。

ですから、「アントシアニンが日々の目の健康増進に役立つ」というのはウソではありません。しかし「アントシアニンだけが目の健康に役立つのか」「とりたててブルーベリーが目にいいのか」というと、それは誤りなのです。

なぜなら、**抗酸化物質はアントシアニンだけではないからです。**

ピーマンやブロッコリー、キウイフルーツに多く含まれるビタミンCには強力な抗酸化作用があります。

赤いぶどうの皮などに多く含まれるポリフェノールも抗酸化物質の一種です。

カニ、エビ、鮭に多く含まれるアスタキサンチンに至っては、ビタミンCの600

倍もの抗酸化作用があるといわれています。にもかかわらず、ブルーベリーだけが取り沙汰されてしまっているのが現状です。

水を一気に飲んではいけない――血管の負担増

人体は大半が水であり、こまめに水分を取ることは大切です。しかし**急激に水を飲むと血液のかさが増し、血管にストレスをかけます。すると眼圧（目の圧力）が増し、緑内障などを進行させる恐れがある。**特に、緑内障が多い家系の人や、遠視の人は注意してください。

水をゴクゴクと一気に飲むのはよくありません。具体的にいうと、500mlの水を5分以下で飲むのは一気飲みに当たります。暑い夏だと、これくらいすぐに飲んでしまう気がするかと思いますが、だからこそ要注意です。

純粋な水以外にも、カフェインやアルコールの摂取にも注意が必要です。

コーヒーの上限の目安は1日3杯。原因は解明されていないのですが、これ以上飲むと、緑内障のリスクが上がるといわれています。

それでは、カフェインレスのコーヒーなら心配ないのでしょうか。

患者さんからもよく、このように聞かれます。カフェインレスコーヒーはカフェインがゼロなわけではありませんが、通常のコーヒーよりは気軽に飲んでもいいでしょう。だからといって、1日に何杯も飲まないように気をつけてください。

次にアルコールですが、いくら「百薬の長」といわれていても、やはり飲みすぎは体にも目にも毒です。

過度な飲酒は血管を傷つけることがわかっています。全身の毛細血管のなかでも、目の毛細血管は非常に細くデリケートです。目は特にアルコールのダメージを受けやすいというのは、もういうまでもないでしょう。

高血圧、糖尿病になると、目の健康まで損なわれる恐れがあります。

高血圧になると血管が硬くなります。動脈硬化という状態です。

これは目の血管も無関係ではなく、網膜の動脈が硬くなります。**血管のしなやかさが失われるというのは、血管が詰まりやすいということ。特に目の血管は非常に細いため、高血圧になると詰まるリスクが高くなるのです。**

では網膜の動脈が詰まると、いったいどうなるのでしょう。詰まった状態が長く続くと、詰まっている部分だけ見えなくなり、見えている像が欠けるようになります。

さらに深刻なのは、網膜の中心部の血管が詰まる**「網膜中心動脈閉塞症」**です。これは「目の心筋梗塞」とも呼ばれる病気で、「何時何十分に見えなくなった」と特定できるほど、血管が詰まった瞬間に目が見えなくなります。

ただし、目が見えなくなっても、もう片方の目が問題なく見えていれば、一応は通常どおり日常生活を送ることができます。

そのため、網膜中心動脈閉塞症になった人で、「なんだか見えないが、とりあえず寝て様子を見よう」などと放置してしまう人は少なくありません。なかには、「疲れ目かな。そのうち回復するだろう」と、2日、3日と放っておいてしまう人もいます。

しかし、網膜中心動脈閉塞症は、放置する時間が長くなればなるほど回復が難しくなり、失明する確率が高くなります。見えなくなった直後に治療を行なえば、回復する可能性があるので、もし突然片目が見えなくなったら、何を措いても眼科に駆け込んでください。


網膜の静脈が詰まる**「網膜静脈閉塞症」**という病気もあります。これも動脈硬化が主な原因ですが、網膜中心動脈閉塞症とは症状の現れ方が違います。

網膜の静脈が詰まると、圧力に耐えきれなくなった血管から血液が漏れ出します。この状態を「眼底出血」と呼びます。眼底出血が起こると、血管から漏れ出た血液に邪魔されるような感じで視野が欠けます。

血液が網膜の中心にかかると、像がぼやけたり歪んで見えたりするのですが、いずれにしても、網膜中心動脈閉塞症が瞬間的に見えなくなるのに比べて、網膜静脈閉塞症の症状はわかりづらいといえるでしょう。

血管に何が起こっているのかは、体の外からはわかりません。異変を知らせてくれるのは目の見え方だけです。少しでも、いつもと違った変な見え方になったら、迷わず眼科を受診してください。

異常が起こっていたら早期に治療を受けることで回復する可能性が高くなりますし、何も異常がなければ、それはそれで安心して日常生活に戻れます。検査を受けて悪いことは何もありません。

少し長くなってしまいましたが、高血圧は、このように目の健康を損ね、失明を招く可能性すらあるものなのです。

また、糖尿病になると視力が急激に下がり、やはり最悪の場合は失明に至ります。目には非常に細い毛細血管が張り巡らされています。

糖尿病の合併症で視力が低下し、最悪の場合、失明するという話を聞いたことがあるでしょう。これも、目の毛細血管が非常に細いことに原因があります。

糖尿病は、すい臓の機能不全により血糖値が高い状態が続くという病気です。なぜこれが病気かというと、血中の過剰な糖が血管を傷つけるからです。ここまで聞けば、なぜ糖尿病に失明のリスクがあるのかも想像がついたのではないでしょうか。

目の毛細血管は非常に細いため、糖によるダメージを受けやすいのです。

血管の壁は、「土管」に似ています。土管の中をヘドロのように流れるのが糖です。少量であればヘドロがあっても流れますが、ヘドロが大量になると土管にこびりつきます。さらにヘドロが多くなると、今度は土管を腐食します。つまり過剰な糖によって血管が壊れ、出血してしまうということです。

はたまた土管にヘドロが大量に溜まると、それが原因で流れが詰まってしまうという血管閉塞を起こすこともあります。

つまり目の健康とは、目の毛細血管の健康であるといってもいいでしょう。

眼科医にとっても、目の毛細血管の状態は目の健康の重要な指標です。

多くの目の病気を発見できる眼底カメラ検査でも、目の毛細血管を撮影します。動脈硬化の影響は見られないか、高血圧の影響は見られないかといった血管の状態から、医師は目の健康を測っているというわけです。

血糖値が乱高下しない食べ方

血管の健康もまた、食べるものに左右されます。

たとえば、塩気の強いものばかり食べていると高血圧になります。脂っこいものなどカロリーが高い食事を続けていると高脂血症になります。目の健康とは関係がないように見えるかもしれませんが、目にも毛細血管が張り巡らされている以上、これらは目の問題でもあるのです。

高血圧も糖尿病も、いわゆる「生活習慣病」ですから、食習慣の改善によって予防、軽減することができます。目の健康のための食習慣とは、目の健康を損ねる危険がある高血圧、糖尿病を避ける食習慣ともいえるわけです。

たとえば、高血圧の一因は過度な塩分や脂質ですから、味が濃い食事、脂っこい食事はほどほどにしたほうがいいでしょう。

また、血糖値の乱高下が続くと糖尿病のリスクが高くなります。ですから、**血糖値**

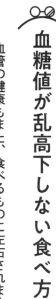

を急激に上げる糖質食品を食べすぎないこと。食後血糖値の上昇がゆるやかになるよう、食べ始めの順番は「野菜↓タンパク質↓糖質」とすること。

さらに肥満は糖尿病の遠因ですから、食べすぎないこと、適度な運動をすること。

こうした1つひとつの習慣が、目の健康につながります。

おわりに

本文でも触れたように、目の不調が知らないうちに体の不調につながっている人は少なくありません。それにより人生設計に大きく狂いが生じてしまう人もいます。目の不調という、一見、ささいなことが大事に至ってしまう。そんな人を少しでも減らしたいと思い、約10年前からYouTubeチャンネル、「眼科医平松類」で目の健康について発信し始めました。

おかげさまで多くの人たちにご覧いただき、YouTubeチャンネルに寄せられる感想や意見を拝読するにつけ、目の健康に関する知識を豊富に得ている人が多いことに驚かされます。これは眼科医としてうれしいことでもあります。

一方、知識が断片的であったり、圧倒的に不足していたりする人が散見されるというのも事実です。なかには、大きな勘違いをしていると見受けられる人も少なくありません。

世の中では、これまでの通説を覆すような驚きの新情報や、びっくりするような極端な手法がもてはやされる傾向があります。しかし、健康を保つために何よりも大事なのは「地味だけれど確実なこと」をどれだけ知っているか、です。

目の健康も例外ではないのですが、そうした「地味だけれど確実なこと」を知らない、あるいは知っていてもついつい忘れてしまう人が意外と多いようなのです。

そこで今回は、書籍という形で改めて「地味だけれど確かなこと」をまとめることにしました。レベルの高い人には目新しさはないかもしれませんが、目の健康の基礎中の基礎としてすべての人に知っておいていただきたい知識と、それに基づいた視力アップ法です。

健康というと、おそらく、まず血圧や肥満に意識が向くのではないでしょうか。

高血圧にならないように塩分を控えめにする。肥満にならないように食べすぎに気をつける。運動習慣を取り入れる。高血圧も肥満も放っておけば命に関わりかねないため、こうした対策は取るべきであると誰もが理解しているに違いありません。

それが「目の健康」となると、どうでしょう。

「目の健康は重要ですか？」と尋ねると、たいていは「もちろん、すごく重要です」という答えが返ってきます。

しかし「では、目の健康のために何をしていますか？」と尋ねると、「年に一度、健康診断で視力検査を受けるくらいかな」「たまに目薬を差すくらいかな」と、急に心許《もと》ない答えになってしまう人が多いのです。

本書を手に取ってくださったということは、みなさんは「目の健康は重要」と思っているだけでなく、「目の健康のために何かをしたい」という意志もあるのでしょう。そのために積極的に知識を得ようとしている、前向きな人といえます。

そして、そういう積極的で前向きな人ほど経過がいいというのは、眼科の現場で多くの患者さんと接している私の実感です。

目の健康に積極的である分、異常の早期発見・早期治療が可能になる。それもあるのですが、何より大きいのは、積極的で前向きな人は「自分でできること」を日々、しっかり実践する、ということです。

何でも医師任せでは、健康にはなれません。医師とうまく付き合い、必要な指導や治療を受けながらセルフケアも怠らないからこそ、経過がよくなるというわけです。

ここまで本書を読んでくださったみなさんなら、きっと、これからも目のセルフケアを怠らず、一生、よく見える目を保っていかれることでしょう。

世の中は、みなさんのように積極的で前向きな人ばかりではありません。もし周りに目の健康をあまり意識していない人がいたら、ぜひ本書の知識や手法を伝えていただければと思います。

デジタル時代は目にとって受難の時代といえますが、そういうときだからこそ、少しでも多くの人の目の健康増進に役立つことができるように、という願いを込めて本書は完成しました。

私の家族、職場の人たち、出版社および書店の方々の協力なくして、本書が世に出ることはありませんでした。ここで改めて感謝の言葉を捧げます。

２０２１年８月吉日

平松　類

「ガボール・アイ」解答集

解答の見方

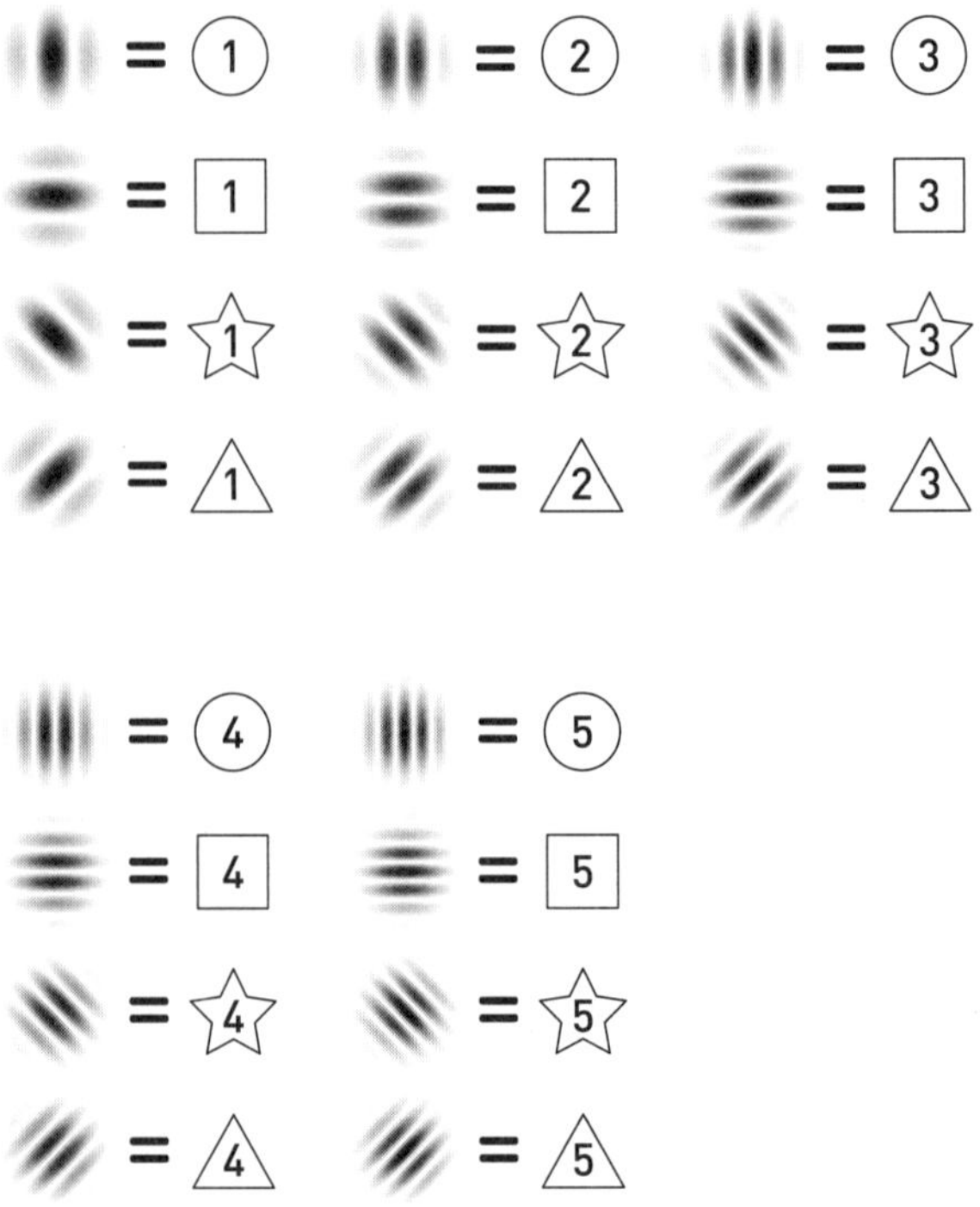

ガボール・アイ レベル1 解答

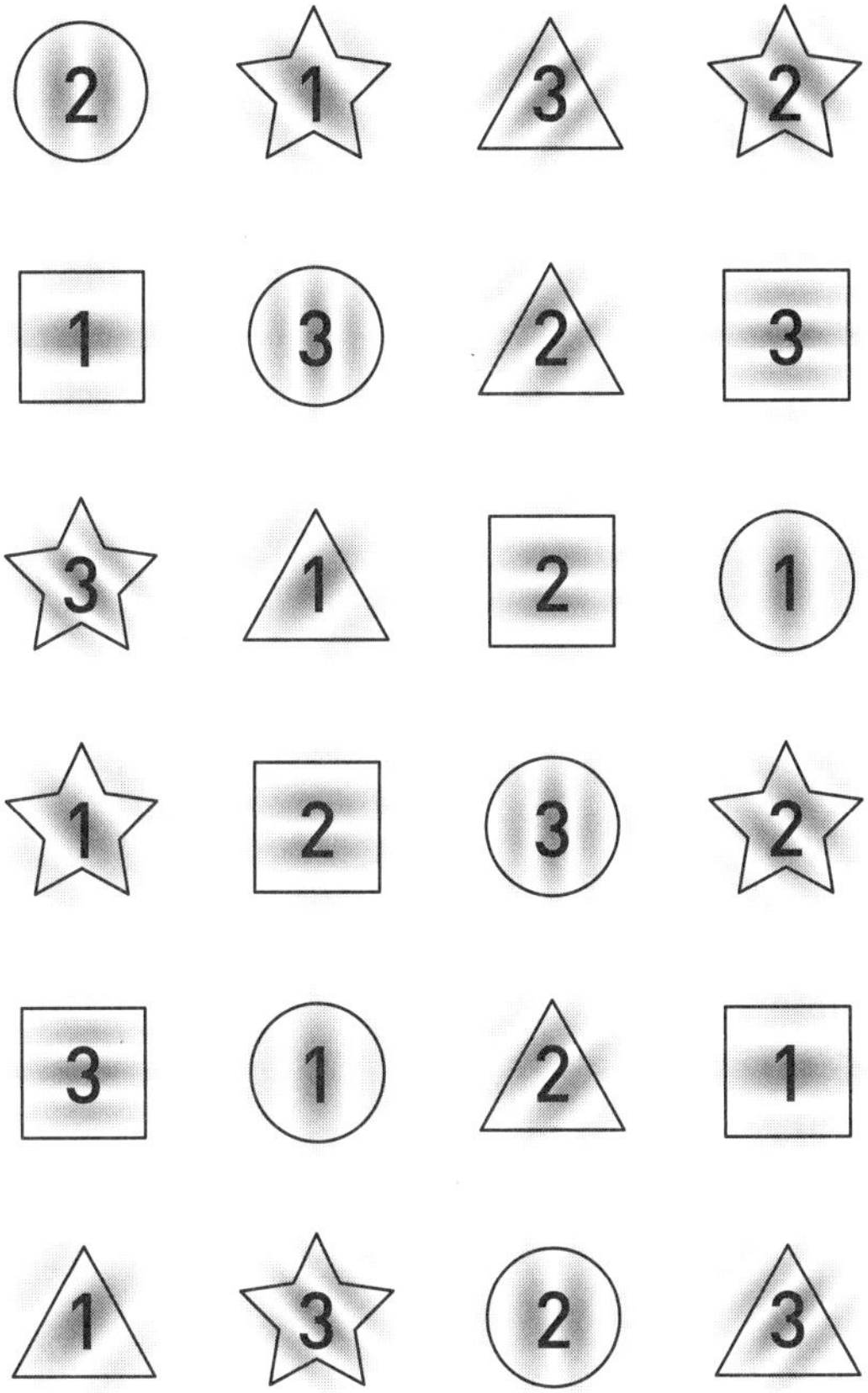

ガボール・アイ レベル2　解答

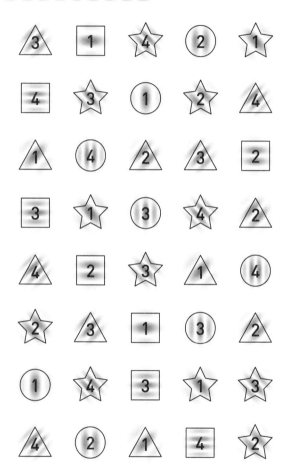

ガボール・アイ レベル3　解答

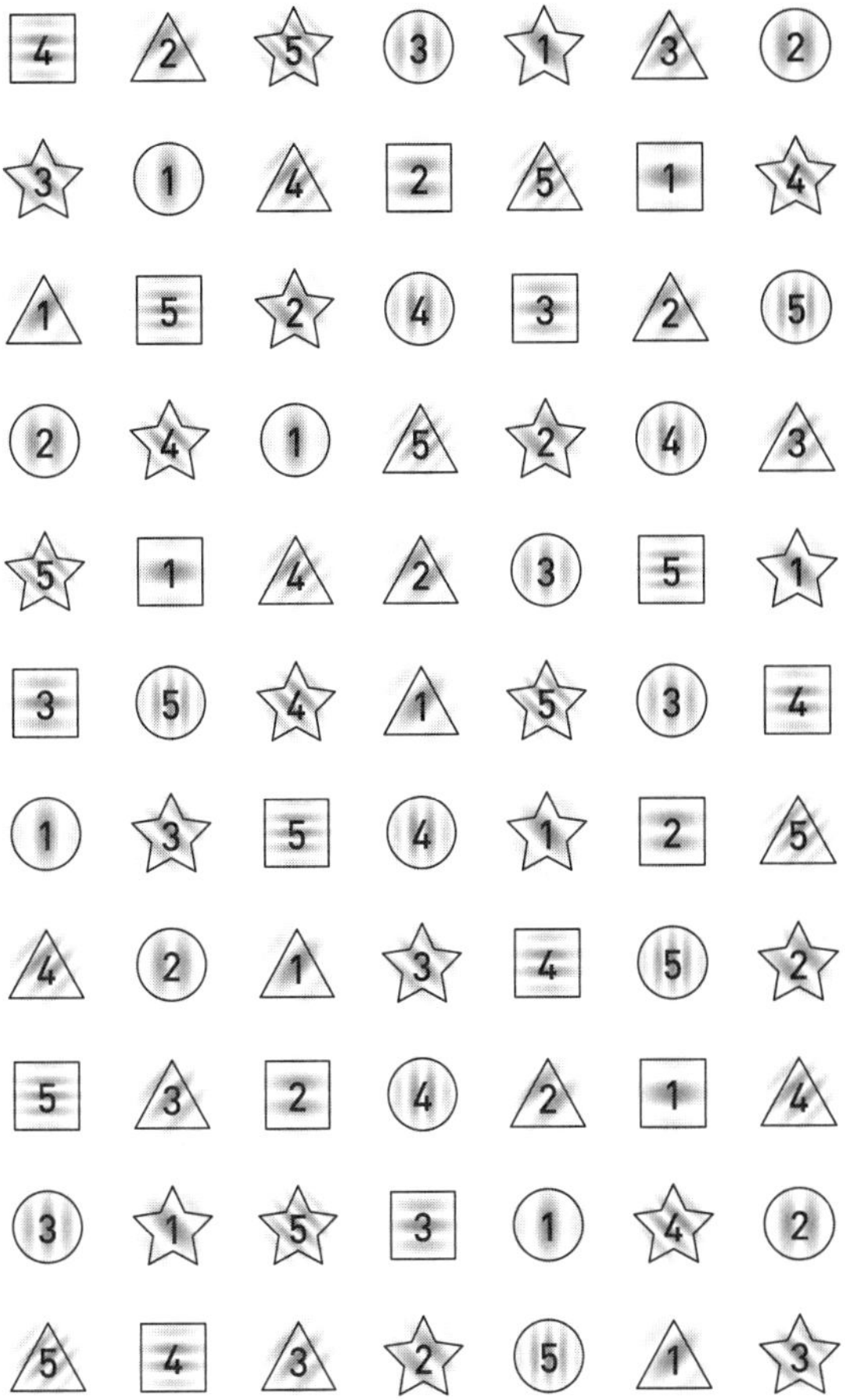

6)

Jenny MIP et al. Role of near work in myopia: findings in a sample of Australian school children
Invest Ophthalmol Vis Sci. 2008 Jul;49(7):2903-10

7)

Simone B et al. E-readers and visual fatigue
PLoS One. 2013 Dec 27;8(12):e83676

8)

戸田郁子、坪田一男. 「特集　眼不定愁訴」ドライアイと眼不定愁訴. あたらしい眼科1992; 9；1115-1120

9)

戸上ら　VDT作業台の最適高さの研究
人間工学 23(3), 155-162, 1987

10)

T Ueda ,R Hiramatsu et al. A Randomized Placebo-Controlled Clinical Study of Lutein for Angiographic Macula Edema After Cataract Surgery
Invest Ophthalmol Vis Sci. 2008 Vol 49 2695

参考文献一覧

1)

Annechien EG Haarman et al . The Complications of Myopia: A Review and Meta-Analysis
Invest Ophthalmol Vis Sci. 2020 Apr 9;61(4):49

2)

小原喜隆　科学的根拠(evidence)に基づく
白内障診療ガイドラインの策定に関する研究 ,2002

3)

Takenori Inomata et al. Maximum blink interval is associated with tear film breakup time: A new simple, screening test for dry eye disease
Sci Rep. 2018 Sep 7;8(1):13443

4)

Daphné Silvestre et al. Healthy Aging Impairs Photon Absorption Efficiency of Cones
Invest Ophthalmol Vis Sci. 2019 Feb 1;60(2):544-551

5)

Kathryn A Rose et al. Outdoor activity reduces the prevalence of myopia in children
Ophthalmology. 2008 Aug;115(8):1279-85

著者略歴

平松 類（ひらまつ・るい）

医師・医学博士・昭和大学兼任講師
目の健康YouTube「眼科医平松類チャンネル」（登録者５万人）を運営。日々無料で目の健康情報をアップしている。
愛知県田原市生まれ。昭和大学医学部卒業。現在二本松眼科病院副院長、三友堂病院非常勤で眼科医師として勤務。受診を希望する人は北海道から沖縄まで全国に及ぶ。専門知識がなくてもわかる歯切れのよい解説が好評で、メディアの出演が絶えない。NHK『あさイチ』、TBSテレビ『ジョブチューン』、フジテレビ『バイキング』、テレビ朝日『林修の今でしょ！講座』、テレビ東京『主治医が見つかる診療所』、TBSラジオ『生島ヒロシのおはよう一直線』、『読売新聞』、『日本経済新聞』、『毎日新聞』、『週刊文春』、『週刊現代』、『文藝春秋』、『女性セブン』などでコメント・出演・執筆等を行なう。著書は『老人の取扱説明書』『認知症の取扱説明書』（SBクリエイティブ）、『老眼のウソ』『その白内障手術、待った！』『緑内障の最新治療』（時事通信社）など多数。

SB新書　556

眼《がん》科《か》医《い》だけが知《し》っている
一生《いっしょう》視力《しりょく》を失《うしな》わない50の習慣《しゅうかん》

2021年9月15日　初版第1刷発行

著　者　平松《ひらまつ》 類《るい》

発行者　小川 淳

発行所　SBクリエイティブ株式会社
〒106-0032　東京都港区六本木2-4-5
電話：03-5549-1201（営業部）

装　幀　長坂勇司（nagasaka design）
イラスト　堀江篤史
本文デザイン　ごぼうデザイン事務所
ＤＴＰ　間野 成
編集協力　福島結実子
編　集　小倉 碧（SBクリエイティブ）
印刷・製本　大日本印刷株式会社

本書をお読みになったご意見・ご感想を下記URL、
または左記QRコードよりお寄せください。

https://isbn2.sbcr.jp/11613/

落丁本、乱丁本は小社営業部にてお取り替えいたします。定価はカバーに記載されております。本書の内容に関するご質問等は、小社学芸書籍編集部まで必ず書面にてご連絡いただきますようお願いいたします。

ISBN 978-4-8156-1161-3

SB新書

老人の困った行動、原因は認知症にあらず？
老人の取扱説明書
平松 類

医師が教える老いた親との上手な付き合い方
認知症の取扱説明書
平松 類［著］
内野勝行［監修］

10万人を診た医者が医療現場の裏側を大暴露
知ってはいけない 医者の正体
平松 類

1日1万歩論は、もう捨てなさい！
やってはいけないウォーキング
青柳幸利

すべての不調の原因は毎日のパンだった！
長生きしたけりゃパンは食べるな
フォーブス弥生［著］
稲島 司［監修］